北京协和医院

风湿免疫科疑难病例分析

——协和医生临床思维例释

(第3集)

主　编　吴庆军　苏金梅　费允云

顾问：张乃峥　董　怡　蒋　明　唐福林
编者：陈　华　侯　勇　蒋　颖　冷晓梅
李　菁　李梦涛　沈　敏　史　群
唐福林　田新平　于孟学　尤　欣
王　迁　吴婵媛　徐　东　曾学军
曾小峰　赵丽丹　赵　岩　张　文
张　烜　张奉春　郑文洁

中国协和医科大学出版社

图书在版编目（CIP）数据

风湿免疫科疑难病例分析 / 吴庆军，苏金梅，费允云主编.
—北京：中国协和医科大学出版社，2011.12
ISBN 978-7-81136-597-9

Ⅰ.①风… Ⅱ.①吴… ②苏… ③费… Ⅲ.①风湿病：疑难病-病案-分析 ②自身免疫病：疑难病-病案-分析
Ⅳ.①R593.2

中国版本图书馆CIP数据核字（2011）第229992号

风湿免疫科疑难病例分析（第3集）
——协和医生临床思维例释

主　　编：吴庆军　苏金梅　费允云
责任编辑：吴桂梅

出版发行：中国协和医科大学出版社
（北京东单三条九号　邮编100730　电话65260431）
网　　址：www.pumcp.com
经　　销：新华书店总店北京发行所
印　　刷：北京朝阳印刷厂有限责任公司

开　　本：850×1168　1/32
印　　张：7.625
字　　数：200千字
彩　　页：13页
版　　次：2012年1月第1版
印　　次：2019年7月第3次印刷
定　　价：30.00元

ISBN 978-7-81136-597-9

前　　言

正值北京协和医院90年院庆之际，继北京协和医院风湿免疫科《风湿免疫科疑难病例分析》第1集和第2集之后，我科《风湿免疫科疑难病诊断》（第3集）出版了。

临床医生在日常医疗工作中往往会遇到一些诊断不清或治疗效果不佳的疑难病患者，他们带给临床医师许多担忧和焦虑，“疑难病例”是一些临床疾病的“亚型”或“变异型”，等你一旦认识它以后就会发现此种病例并不少见，也不疑难，以后你的临床水平就会提升。本书收集了33个病例，作者对每个病例的发病经过和诊断过程进行了详细准确的描述和精确扼要的析评，共同的特点是突出诊断思路、引人入胜，阅读每一个病例都是我们学习的一个过程。

许多临床医师常将“风湿免疫学科”比喻为电视台的鉴宝节目，在风湿免疫病的诊治过程中，抓住病例中的主要线索、深入剖析其特点和发展规律，与其他线索联系，得出初步印象，而后应用客观检测求证，在治疗过程中进一步明确诊断，上述即为我们平时诊治病例的过程。但我们日常遇到的病人极少是教科书上描述的“典型病例”，“收治疑难病例”可以丰富我们的临床认识和经验，是北京协和医院风湿免疫科临床工作的重要内容。临床病例是北京协和医院三宝之一（即临床病例、图书馆和老教授），它的作用可见一斑。

本文汇集了北京协和医院风湿免疫科近年来诊治的部分

疑难或病情较复杂的病例，在经治医师的观察、分析和全科讨论后得到了正确的诊治方向。我们深感自己有责任把我们的经验、教训与风湿免疫科各位同道们共享和交流，使国内风湿性疾病的诊治水平能够更上一层楼。

曾小峰
2011 年 11 月

目 录

病例1 发热—血白细胞减低—肾炎—多发脓肿

病例摘要

患者女性，36岁，因“间断发热6年、水肿4个月、多发脓肿1月余”于2004年11月11日入院。患者1998年3月受凉后发热，最高体温39.7℃，伴多关节疼痛，不肿。检查示“全血细胞减低”和腹腔多发淋巴结增大（病理示坏死性淋巴结炎）。予CHOP方案化疗2个疗程和泼尼松（40mg/d，逐渐减量，共半年）治疗后热退，血常规恢复正常。2003年11月无诱因发热，最高体温40℃。血常规：白细胞（WBC）2.06×10^9/L，血红蛋白（Hb）95g/L，血小板正常；尿常规、肝肾功能正常；红细胞沉降率（ESR）58～118mm/1h；抗核抗体（ANA）及抗SSA抗体阳性。服用泼尼松（20mg/d）和中草药，仍间断低热。2004年7月体温升至40℃，出现全身水肿，伴胸闷、憋气和血压增高（180/110mmHg），每日尿量约1000ml。尿红细胞（+++）、蛋白（++++），24小时尿蛋白3.5～4.6g；血生化：白蛋白26g/L、总胆固醇360mg/dl、三酰甘油（甘油三酯）280mg/dl，余正常；血补体（CH50、C3）明显降低，ANA和抗rRNP抗体阳性。诊断为系统性红斑狼疮（SLE）、狼疮肾炎（LN），给予甲基泼尼松龙冲击治疗（1g × 3d，每2周一疗程，共3个疗程），继用阿塞松（32mg/d）和环磷酰胺（CTX 800mg iv，每周1次×4次）；辅以降压、利尿治疗。患者体温正常，尿量增加，水肿、胸闷和憋气减轻。10月初患者再次发热(40℃)，伴寒战，右乳腺出现一直径5cm×4cm肿物，10月15日行局部切开引流出大量黄色黏稠脓液，脓液培养阴性。左前臂、左肩、右膝关节上方分别出现鸡蛋大小肿物，为进一步诊治转入我院。发病以来，患者有反复口腔溃疡，乏力、脱发明显，无皮疹、光过敏和雷诺现象。既往对青霉素过敏。

体格检查： 体温39.2℃，血压110/70mmHg。中度贫血貌，右乳房、左上臂、左肩、右膝上方可触及直径2～5cm皮下肿物，部分有波动和触痛。双下肺闻及少许细湿啰音，右下肺呼吸音低。心率114次/分，律齐，二尖瓣及主动脉瓣区闻及3/6收缩期杂音。肝脾肋下未触及。双下肢轻度可凹性水肿。

辅助检查： 血WBC 8.9×10^9/L，中性粒细胞占0.92，Hb 75g/L；尿沉渣示大量红细胞，100%异常形态；24小时尿蛋白0.71～1.2g；肝肾功和电解质正常。ESR 121mm/1h，C反应蛋白19.9mg/dl；血CH50 31.1U/ml（↓），C3 40.9mg/dl（↓）；ANA（+）1∶80，抗双链DNA、抗可提取性核抗原抗体、抗心磷脂抗体和狼疮抗凝物均阴性。T细胞亚群示B淋巴细胞和NK细胞计数显著减少，T细胞免疫功能明显低下（CD_4^+T细胞计数100×10^6/L）。B超示左肾上极4.7cm×4.6cm混合回声区，多发皮下无回声区，脾大。超声心动图示左房室增大，中度二尖瓣关闭不全，轻-中度主动脉瓣关闭不全。胸腹部CT示双肺多发小结节影（图1-1），肝脾大，双肾脓肿（图1-2）。腰穿刺检查示脑脊液压力260cmH_2O，蛋白质50.2mg/dl，白细胞数和病原体检查阴性；头颅MRI示右侧基底节区多发长T_1、长T_2信号（图1-3）。多次脓液培养、2次血培养均为巴西奴卡菌，对复方新诺明、头孢曲松、阿莫西林/棒酸及左氧氟沙星敏感。

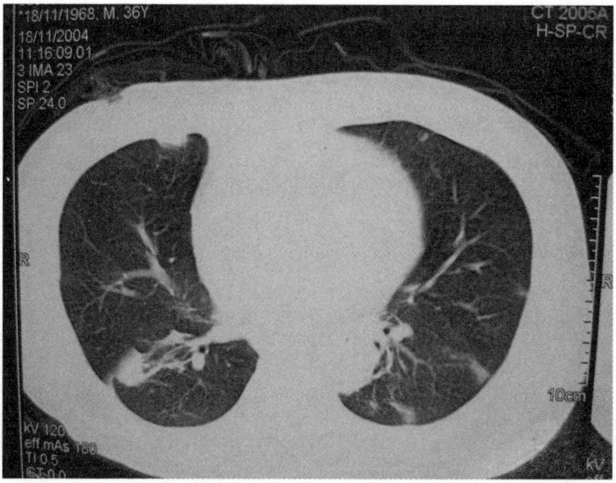

图 1-1　胸部 CT（肺窗）显示双肺多发结节影

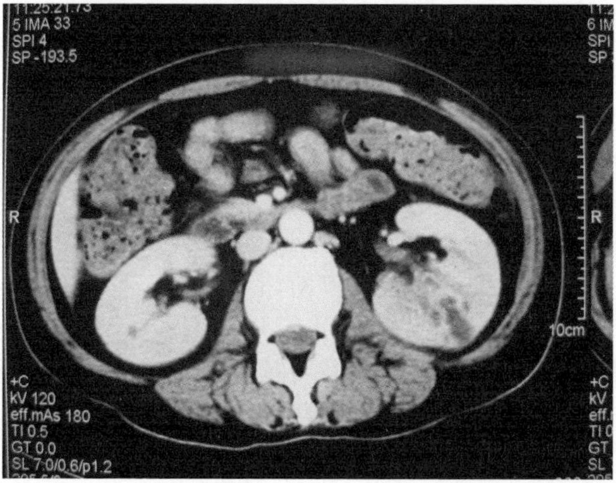

图 1-2　腹部增强 CT 显示双肾低密度区

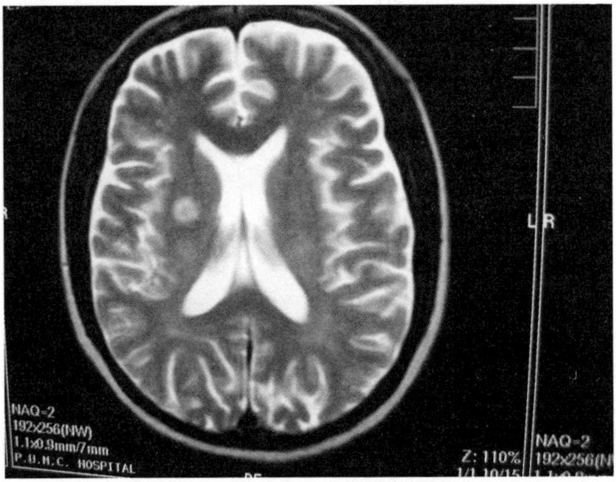

图 1-3　头颅 MRI 显示右基底节区长 T_2 信号

诊治经过：患者 SLE（LN）疾病活动度不高，但免疫功能明显低下，主要问题是播散性奴卡菌病（皮肤、肾、肺和脑）。给予泼尼松（30mg/d）治疗 SLE，停用免疫抑制剂；皮下脓肿切开引流；静脉应用头孢曲松和左氧氟沙星治疗奴卡菌感染；静脉应用大剂量免疫球蛋白（IVIG 20g×5d）和支持治疗。患者体温正常，1 个月后皮下脓肿渐愈合，复查肾脓肿、肺部结节和脑部异常信号消失，改服复方新诺明（3 片，3 次/日）。复查 CH50 15.2U/ml、C3 33.2mg/dl；24 小时尿蛋白 2～3.5g，提示 LN 尚未诱导缓解；患者不同意行肾穿刺活检术，因经济原因不同意应用环孢菌素、霉酚酸酯等免疫抑制剂，遂予 CTX（600～800mg iv 每 3～4 周 1 次）治疗 LN。出院后随诊尿蛋白渐减少，未有新发感染或奴卡菌复发征象，建议服用复方新诺明 9 个月，半年后失访。

诊断：系统性红斑狼疮

狼疮肾炎

播散性奴卡菌感染（皮肤、肾脏、肺脏和脑）

分析与讨论

本例病情可分为两个阶段，第一阶段（2004年10月前）的主要特点：①育龄期女性，慢性病程。②临床上有多器官、多系统受累：a. 反复口腔溃疡和明显脱发；b. 血WBC减低；c. 水肿、高血压、镜下血尿、大量蛋白尿（>3.5g/d）、低白蛋白血症（<30g/L）和高脂血症，肾功能正常，符合肾病综合征；d. ANA、抗SSA及抗rRNP抗体阳性，血补体显著降低。③大剂量糖皮质激素及CTX治疗有效。因此SLE、LN诊断明确，需要指出SLE可以发热、多发淋巴结增大（病理常为坏死性淋巴结炎）为突出表现，本例1998年主要表现为高热、全血细胞减少和腹腔淋巴结增大，虽当时未查相关自身抗体，仍可用SLE解释病情全貌。第二阶段的特点：①寒战、高热和多发皮下结节。②影像学检查提示多发皮肤及软组织脓肿，肺、肾脏和脑部病变。③病原学检查示巴西奴卡菌；故播散性奴卡菌病诊断成立。

奴卡菌属放线菌目，广泛存在于自然界，人群普遍易感，可经呼吸道、破损的皮肤等进入人体。对人体致病的奴卡菌主要有星形、巴西和豚鼠奴卡菌三种，以星形奴卡菌最常见。近年随着HIV感染、恶性肿瘤放化疗、器官移植、糖皮质激素及免疫抑制剂应用增多，奴卡菌成为较常见的条件性致病菌。细胞免疫在机体抵抗奴卡菌感染中起关键作用。约半数奴卡菌病患者有免疫力低下的基础，本例并发奴卡菌感染的原因有：①

SLE本身存在免疫缺陷，主要有中性粒细胞数量减少及功能异常，巨噬细胞吞噬功能和超氧化代谢功能减退，T细胞功能异常，自然杀伤细胞活性降低，低补体血症，免疫复合物清除障碍，以及自身抗体过量产生导致多系统损害等。本例存在血白细胞降低、低补体血症和肾病综合征，易发生感染。②大剂量糖皮质激素及免疫抑制剂的过度应用使病人免疫功能下降，增加了感染概率。目前大剂量激素是治疗重症活动性SLE的主要药物，有危及生命或重要脏器受累时可应用甲基泼尼松龙冲击治疗，常联合应用CTX等免疫抑制剂。本例存在LN（表现为肾病综合征），且处于活动期，是应用大剂量激素+CTX联合治疗的适应证，但连续甲基泼尼松龙冲击属过度治疗，且联合CTX（800mg静点，每周一次，共4次）是并发奴卡菌感染的重要因素。

临床上奴卡菌感染以肺部受累最多见，大多数表现为发热、咳嗽、咳脓痰，常见的影像学表现为肺浸润影、肺脓肿可伴空洞形成。奴卡菌还可经血行引起全身播散，皮肤和脑受累亦较常见，主要表现为皮下结节或软组织脓肿、脑脓肿；此外肾脏、心脏、肝、脾、眼睛、关节、淋巴结等均可受累。本例血奴卡菌培养阳性，有皮肤、肺、肾脏和脑等多脏器病变，属播散性感染。由于奴卡菌病缺乏特异的临床和影像学表现，有时在SLE患者发热时与狼疮病情活动难以鉴别，诊断的关键是要想到过度治疗带来的感染可能，应积极寻找条件致病菌。奴卡菌生长缓慢，在37℃需氧培养下多于2～6天内生长为肉眼可见的菌落，但有时需4～6周，一般要求培养4周，做生化鉴定则需更长的时间。因此做细菌培养时仅观察24～48小时是不够的，对临床高度疑诊奴卡菌感染的病人，选择合适的培养基、多次培养及延长培养时间都可提高培养的阳性率。

目前奴卡菌病的药物治疗仍首选磺胺制剂，其次是抗生素。前者包括磺胺嘧啶及复方新诺明等，通常要求治疗剂量要大，疗程要足够长，如磺胺嘧啶的常用剂量为4～8g/d，至少持续应用9个月到1年，但要注意个体化。若有磺胺过敏、细菌耐药等问题时，可单独或联合应用青霉素、红霉素、阿米卡星等抗生素，也可得到较好的效果。狼疮肾炎的患者应用阿米卡星要注意监测其肾功能。此外要根据具体情况，必要时行脓肿切开引流术，对症及支持疗法也很重要。本例在入我院时SLE、LN已经趋于稳定，主要问题是播散性奴卡菌感染，治疗上首先停用免疫抑制剂，积极将激素减量，以去除诱发或加重感染的因素；依据药物敏感试验，静脉联合应用抗生素加强抗感染治疗，同时行脓肿切开引流；应用IVIG及白蛋白等予支持治疗，以利于SLE和感染的控制。患者皮肤、肾脏、肺及脑部病变逐渐好转，予口服复方新诺明继续治疗奴卡菌感染；仍存在低补体血症和大量蛋白尿，再次应用CTX加强治疗LN。因此在疾病的诊治过程中应把握主要矛盾和矛盾的主要方面。

从本例的诊治过程可得到以下经验教训：

1. SLE是一高度异质性疾病，糖皮质激素和免疫抑制剂治疗显著提高了SLE患者生存率，同时可出现较严重的毒副作用。在积极治疗SLE本病的同时，应时刻牢记激素和免疫抑制剂带来的不良反应，努力寻找发热原因。治疗时应注意平衡效益/风险比值，依据患者疾病活动度和脏器损害程度，给予规范化、个体化治疗，避免延误或过度治疗。

2. 感染至今仍是SLE常见合并症和主要死亡原因之一，出现病情变化时，应注意鉴别是SLE活动或继发感染（尤其是条件性致病菌引起的机会性感染）所致，有时相当困难。SLE的治疗应注意规范化和个体化，过度的治疗必将导致继发感染。

3. 合并感染时应积极寻找病原体，及时合理治疗以改善预后。

（吴庆军）

专家点评

张烜医师：这个病人 SLE 诊断是明确的。此次高热住院原因应该考虑是感染而非病情活动。SLE 在治疗过程中容易出现感染，常见感染如普通细菌、病毒、结核杆菌和真菌感染临床上警惕性都已经非常高了，但一些特殊感染如奴卡菌和卡氏肺孢子菌感染在 SLE 中也有一定发生率，尤其容易出现在较大剂量激素和免疫抑制剂治疗后的患者。奴卡菌感染容易出现高热、多系统脓肿，患者一般情况多较弱，如不得到及时诊治预后较差，大剂量足疗程磺胺类药是治疗的根本。本例也再次说明 SLE 治疗方案应注意规范化和个体化，过度治疗或延误治疗及治疗不够都要避免。

病例2 难治性血小板减少

病例摘要

患者女性，42岁。因“双手足遇冷变白变紫20余年，鼻出血、月经增多5年”于2009年2月18日入我院。患者1980年出现双手、双足遇冷变白变紫。1995年出现双手掌指关节、近端指间关节肿痛。曾服中药治疗1年余，偶服用非甾体类抗炎药，关节症状稍缓解。1997～1998年间断抽搐3次，表现为意识丧失、双眼上翻、四肢抽动，每次持续约1分钟。2004年出现鼻出血、月经量增多，当地医院查血小板$2 \times 10^9/L$、血红细胞沉降率增快、狼疮全套（+）（具体不详），诊断为系统性红斑狼疮（SLE），给予静脉甲基泼尼松龙750mg/d，共3天，之后口服泼尼松50mg/d，血小板可升至$80 \times 10^9/L$，3周后泼尼松减量至40mg/d，此后每周减5mg，减至10mg/d时维持用药，间断查血小板（60～80）$\times 10^9/L$。2008年11月中旬自行将泼尼松减至7.5mg/d口服，3日后出现双下肢散在出血点，遂再次加至10mg/d。2009年1月10日因月经量增多住当地医院。查血常规：白细胞（1.65～3.14）$\times 10^9/L$，血红蛋白90～47g/L，血小板（4～8）$\times 10^9/L$。给予静脉注射用免疫球蛋白20g/d共3天，肌内注射“三合激素1～2次/天”（具体用意不详），血小板无变化。住院期间患者发作全身抽搐1次，症状同前。2009年1月17日转入上级医院，查血常规：白细胞（1.0～1.7）×

10^9/L，血红蛋白70～80g/L，血小板（1～4）×10^9/L。骨髓涂片示增生减低。给予静脉注射用免疫球蛋白（IVIG）20g/d共2天；静脉滴注甲基泼尼松龙500mg/d共3天，之后口服泼尼松50mg/d维持；口服环孢素A 400mg /d共12天，后减至200mg/d，至2月15日自行停用。期间监测血小板无明显上升。2月3日复查骨髓涂片示：增生活跃。2月9日来我院查血白细胞（2.84～3.08）×10^9/L，血红蛋白91～102g/L，血小板（14～16）×10^9/L，网织红细胞6.23%。抗核抗体（ANA）1∶1280均质型。抗dsDNA抗体：免疫荧光法阴性，ELISA法154U/L。抗着丝点抗体（ACA）阴性。抗ENA抗体：抗RNP抗体双扩散法1∶4阳性（免疫印迹法73、32kD），余阴性。狼疮抗凝物（LA）42.2s。抗心磷脂抗体（ACL）阴性。Coombs试验阴性。补体：C3 1.06g/L，C4 0.17g/L，CH50 5 4400U/L。免疫球蛋白定量、C反应蛋白均正常。血红细胞沉降率44mm/1h。既往史、个人史、婚育史及家族史无特殊。

入院体格检查：体温36.2℃，心率80次/分，血压118/78mmHg。全身散在陈旧性瘀点、瘀斑，口腔黏膜可见白斑，睑结膜略苍白；心律齐，无杂音；双肺呼吸音清；腹软，无压痛反跳痛；四肢关节无红肿及压痛；双下肢无水肿。

入院实验室检查：血常规：白细胞2.25×10^9/L，血红蛋白94g/L，血小板11×10^9/L。肝肾功能、尿常规+沉渣、粪便常规+潜血：无异常。24小时尿蛋白0.10g。血清铁1 780μg/L，总铁结合力3 380μg/L，转铁蛋白饱和度53%，铁蛋白840μg/L。血清叶酸、维生素B_{12}均正常。血涂片：红细胞形态大致正常，血小板轻度减少。骨髓涂片：增生活跃，粒系大致正常，红细胞大小不等，可见大红细胞及嗜多色红细胞，全片见12个颗粒巨核细胞，3个裸巨核细胞，血小板少见。骨髓活检：造血组织明显减少，偶见巨核细胞。巨细胞病毒抗体：IgG、IgM均阳性。

巨细胞病毒pp65抗原（CMV pp65）阳性。抗核抗体：均质型1:1280阳性。抗ENA抗体：抗RNP抗体双扩散法1:4阳性（免疫印迹法73、32kD），抗SSA抗体原倍阳性。抗rRNP抗体、狼疮抗凝物、抗β_2GP_1抗体均阴性。血小板相关抗体：685ng/10^7PA。腹部B超：脾厚3.5cm。

诊治经过：见表2-1。

表2-1　患者入院后的主要治疗及治疗反应

日期（2009年）	白细胞（$\times10^9$/L）	中性粒细胞（$\times10^9$/L）	血红蛋白（g/L）	血小板（$\times10^9$/L）	主要检查	主要治疗
2-19	2.25	1.49	94	11		泼尼松50mg/d口服 更昔洛韦0.25g/d静脉滴注利妥昔单抗100mg/w×4周
2-28	4.03	2.80	87	9		
3-9	2.84	1.69	96	7	CMV-pp65阳性	
3-12	2.46	0.84	92	3	抗dsDNA抗体：免疫荧光法1:10阳性，ELISA法阴性，C3 0.88g/L，C4 0.17g/L，CH50 53 200U/L	停用更昔洛韦
3-17	1.79	0.70	78	14	淋巴细胞亚群：B淋巴细胞2×10^6/L	
3-24	1.37	0.37	61	2		输注红细胞2U、血小板1U

续　表

日期（2009年）	白细胞（$\times 10^9$/L）	中性粒细胞（$\times 10^9$/L）	血红蛋白（g/L）	血小板（$\times 10^9$/L）	主要检查	主要治疗
3-25	1.33	0.53	84	47	骨髓穿刺[a]	
3-28	1.59	0.56	93	6		达那唑0.2g每日3次口服 长春新碱1mg静脉注射
3-31	1.36	0.78	84	3	血小板相关抗体4 186ng/10^7PA	更昔洛韦0.25g每12小时一次，静脉滴注
4-4	1.57	0.76	71	7		长春新碱1mg静脉注射
4-9	0.89	0.39	67	6		泼尼松减量为45mg/d 重组人粒细胞集落刺激因子150μg/d皮下注射
4-14	0.47	0.05	57	4		输注红细胞2U、血小板1U
4-16	0.72	0.34	76	21	CMV-pp65阳性	停用更昔洛韦
4-22	2.94	1.77	78	4		停用重组人粒细胞集落刺激因子
4-24	2.62	1.34	80	8	抗dsDNA抗体阴性，C3 1.06g/L，C4 0.42g/L，CH50 62 200U/L	

续　表

日期(2009年)	白细胞($\times10^9$/L)	中性粒细胞($\times10^9$/L)	血红蛋白(g/L)	血小板($\times10^9$/L)	主要检查	主要治疗
4-29	2.07	1.28	62	5	骨髓穿刺[b]	泼尼松减量为40mg/d IVIG 20g/d×3d
5-8	3.19	2.05	67	15	淋巴细胞亚群：B淋巴细胞 2×10^6/L	
5-11	2.27	1.33	56	8		

[a] **骨髓涂片**：增生活跃，粒系各阶段比例减低，红系各阶段比例增高，红细胞大小不等，大红细胞及嗜多色红细胞易见，淋巴细胞比例增高，全片见2个颗粒巨核细胞。血小板少见。**骨髓活检**：脂肪组织比例增高，造血组织显著减少，未见巨核细胞。

[b] **骨髓涂片**：增生明显活跃，M∶E＝1.13，粒系各阶段比例大致正常，红系中、晚幼红比例增多，红细胞大小不等，淋巴及单核细胞比例减低；巨核细胞未见，血小板少见。**骨髓活检**：骨髓组织中造血组织减少，脂肪组织增多，造血组织中粒红系比例大致正常，巨核细胞偶见。

经上述治疗后，患者血三系无明显上升，住院期间出现左侧鼻出血、左侧球结膜下出血，一直有少量阴道出血，双上肢在抽血扎止血带后可出现弥漫小出血点。

分析与讨论

这是一例典型SLE表现为难治性血小板减少的病例，临床工作中并不少见。而引起血小板减少的原因很多，包括原发病、病毒感染、药物因素等，往往比较复杂，需要仔细鉴别。针对此患者血小板减少的原因，治疗过程中的诊断与鉴别诊断及相应治疗分析如下：

1. SLE 导致血小板减少。此患者有血液系统、神经系统表现，存在关节症状，抗核抗体、抗 dsDNA 抗体均阳性，SLE 诊断明确，且根据既往血小板减少时的治疗反应，此次血小板减少仍首先考虑 SLE 导致的继发性免疫性血小板减少性紫癜（immune thrombocytopenia purpura，ITP）。从治疗反应看，经激素、细胞毒药物、IVIG 治疗后，血小板及红细胞、白细胞无上升，为难治性 SLE，考虑选择生物制剂治疗（利妥昔单抗 100mg/w，共 4 周），同时给予泼尼松 1mg/kg。利妥昔单抗是抗 CD20 单克隆抗体，针对 B 细胞成熟的各阶段，利妥昔单抗清除 pro-B 细胞之后、浆细胞之前的 B 细胞，不干预干细胞、pro-B 细胞和浆细胞。因此，利妥昔单抗起效需一定时间。根据文献报道，一般在小剂量利妥昔单抗治疗后 2 ~ 3 周血小板开始上升。利妥昔单抗使用后随着时间延长，可由干细胞再次形成活化的 B 细胞，随着 B 细胞水平的恢复，病情可复发，利妥昔单抗使用后维持缓解的时间一般在 6 个月至 1 年。目前有一些利妥昔单抗治疗难治/复发性 ITP 的临床试验，有效率在 50% ~ 70% 。此患者完成 4 周利妥昔单抗治疗后，淋巴细胞亚群检测显示利妥昔单抗已有效清除 B 细胞，但治疗 6 周后，血小板仍无明显上升，为其难点一。

2. 巨细胞病毒（CMV）感染导致血小板减少。CMV 属疱疹病毒科，在不同的人群中，40% ~ 100% 的正常成年人存在潜伏感染，机体免疫力低下时转变为活动性感染。CMV 感染导致血小板减少的机制，目前认为可能也是一种免疫性血小板减少。此患者 CMV IgM 抗体阳性，且存在 CMV pp65 抗原血症，提示

CMV 活动性感染。需使用抗病毒药物，抗 CMV 感染目前最有效的药物为更昔洛韦，而更昔洛韦不良反应也可出现血细胞的减低，更多为白细胞减少，但也包括血小板减低。针对此例患者考虑存在 CMV 感染所致血小板减少，因此在激素、利妥昔单抗治疗同时使用了更昔洛韦 0. 25g/d 共 3 周。在上述治疗过程中，监测血三系发现进行性减少。此时，考虑存在更昔洛韦的不良反应，停用更昔洛韦，但是监测血小板仍无上升，因此单纯用更昔洛韦导致血小板下降的可能性小。持续监测患者体内存在 CMV 抗原血症，第二次使用了更昔洛韦 0. 25g 每 12 小时一次，共治疗 2 周，治疗剂量较第一次增加，但是患者经治疗后仍存在 CMV pp65 抗原，并且血小板无上升，为其难点二。

3. 其他原因所致血小板减少。针对最可能导致此患者血小板减低的原因给予积极治疗后，血小板仍无上升。为除外其他原因（特别是血液系统疾病）所致血小板减少，多次行骨髓检查，除巨核细胞减少外，无其他阳性发现。故除上述两种原因外，目前未提示存在其他导致血小板减少的因素。

难　点

此患者诊断明确，存在的主要临床问题为重度难治性血小板减少及其所致活动性出血。考虑导致血小板减少的原因主要有 SLE、CMV 感染、药物因素，但是针对 SLE，使用了生物制剂，清除了 B 细胞；针对 CMV 感染，使用两个疗程的抗病毒治疗，均效果不明显。针对这例难治性的狼疮血小板减少，经多科室共同讨论，还可尝试以下治疗方案，一是脾切除术，但手术风险大；二是促血小板生成素（TPO），但 TPO 仅仅是短暂提高血小板计数，并不能长期维持。

转　归

患者继续使用泼尼松和环孢素随诊。

（刘　巍　苏金梅　陈　华　张奉春）

专家点评

陈华医师：该例的关键问题是血小板减少的治疗。考虑到患者 SLE 基础疾病，既往反复血小板减少而激素治疗有一定疗效，考虑免疫性血小板减少。

巨核细胞是生成血小板的母细胞，根据骨髓巨核细胞的数量多少，可分为巨核细胞正常和无巨核细胞的血小板减少。多数血小板减少患者的骨髓巨核细胞数量正常或增多，治疗反应常较好且较快。少数患者骨髓巨核细胞数量明显减少或缺如，治疗反应较差，且起效时间明显延长。该病例的骨髓检查表现为无巨核细胞，治疗反应也如上所述不尽如人意。

对于难治性血小板减少，除了传统激素和免疫抑制剂治疗外，还可以使用生物制剂、血小板生成刺激因子、脾切除等治疗。该患者使用了小剂量利妥昔单抗治疗，但无明显疗效。尽管可以试用更大剂量的利妥昔单抗（375mg/m^2 ×4 周或 1000mg 隔周 2 次），但鉴于已经达到了外周血 B 细胞清除状态，很有可能无效。

值得注意的是，对于慢性血小板减少治疗的目标是避免出血，部分患者的血小板计数可能无法恢复正常，甚至仍处于较低水平。对于此类患者，支持治疗可能是目前唯一的治疗方法。

唐福林医师：该病例诊断明确，关键是血小板减少经原发病治疗、抗病毒治疗和抗 CD20 单抗治疗（改良剂量）均未见成效。经治医师已做了大量的努力，似乎“山穷水尽”。是否可以试用干细胞移植或间充质干细胞移植尚待商榷。

病例3 左桡动脉搏动减弱—蛋白尿—发热

病例摘要

患者男性，39岁。因“左桡动脉搏动减弱18年，蛋白尿3年，发热1个月”入院。患者在1992年体检时发现左侧桡动脉搏动减弱，左上肢血压无法测出，2004年初无明显诱因出现头痛，测BP右上肢180/60mmHg，左上肢未及；颈部血管彩超：双颈动脉内径缩小，锁骨下动脉起始处狭窄；UCG：左心扩大，左室肥厚，主动脉瓣重度关闭不全，二尖瓣轻度关闭不全，主动脉窦升主动脉扩张。诊断为“大动脉炎”（takayasu arteritis，TA），未进一步诊治。2007年就诊于北京协和医院，尿常规示Pro 5.0g/L，RBC 50/μl；ESR 81mm/1h；生化ALB 30g/L；CTA：颈动脉多发管壁增厚，管腔不规则狭窄。考虑“大动脉炎”，给予泼尼松40mg qd（缓慢减至25mg自行停药），CTX 0.4g qw（共1年半，累计28.8g），治疗结果不详。2009年末无明显诱因出现双下肢可凹性水肿，伴夜尿增多，3~5次/晚，服用利尿剂水肿可缓解。2010年2月起间断出现夜间憋气，坐起可缓解，伴下肢水肿加重。7月查血常规（-）；生化：ALB 15.3g/L；ESR 53mm/1h；尿常规蛋白（++++），24小时尿蛋白16g；血管彩超：颈动脉狭窄伴流速异常，左锁骨上动脉起始部狭窄；双侧腘动脉管壁不规则增厚；肾图：双肾血流灌注大致正常，排泄缓慢，GFR 63.68ml/min（左、右肾功能差异不大）。8 月底加用泼尼松 60mg、来氟米特 10mg qd 治疗后无明显好转，泼尼松于 4 周后每 2 周减 5mg。入院前 1 个月内间断出现晨起发热，T 39℃，伴畏寒、寒战，无咳嗽、咳痰、尿频、尿急等，当地间断给予头孢类抗感染治疗，可暂时缓解，停药后体温复升。患者自发病以来记忆力较前明显下降，反应迟钝。近半年平地行走 500m 即感双下肢疼痛无力，休息后可缓解，否认口腔、外阴溃疡、皮疹、口眼干、雷诺现象、关节痛、肢端发凉、感觉异常等，体重无明显变化。既往史、个人史、婚育史、家族史无特殊。入院查体：BP：左上肢 90/60mmHg，右上肢 180/40mmHg。反应略迟钝，双下肢可见足癣、甲癣。双侧颈部闻及收缩期响亮杂音，左侧为著。主动脉瓣听诊区收缩期、舒张期 3/6 级杂音。双肱、桡动脉搏动可及，左侧较右侧弱，双侧股动脉、腘动脉、足背动脉搏动对称。周围血管征（+），可及明显枪击音、水冲脉、毛细血管搏动征。双肺清，肝脾未及。双下肢轻度可凹性水肿。入院后完善常规检查，血常规 Hb 75g/L。肝肾脂全 ALB 17g/L，高脂血症。CRP 50.0mg/L，ESR 96mm/1h。补体正常。免疫指标 ANA、抗 ENA、ANCA（-）。血冷球蛋白（+）。头颅平扫：右顶叶、左额叶、左枕叶及胼胝体压部多发小圆形亚急性期梗死灶；左侧脑室前角小片慢性期缺血灶。心血管方面：TCD：左侧颈外、颈内及锁骨下动脉及左椎动脉、双侧大脑中动脉起始部狭窄、基底动脉多发狭窄。颈胸腹 CTA：主动脉弓、双侧锁骨下动脉、颈总动脉管壁增厚，管腔轻度变窄，可符合大动脉炎改变；肺动脉主干略增宽；降主动脉管壁多发钙化；腹主动脉管腔欠均匀；双肾动脉未见明显异常。肾脏方面：尿常规 + 沉渣：Pro > 3.0g/L。BLD 80/μl，异形 100%。24 小时尿蛋白定量 14.91g。肾脏 B 超：双肾弥漫性病变；肾穿活检术后病理回报：膜增殖性肾小球肾炎。入院后间断发热，T 38.5℃，伴畏寒，无明显寒战；两次血培养回报：血链球菌；经胸壁超声：感染性心内膜炎可能性大（主动脉瓣右冠瓣及左室流出道处分别可见一条形强回声，在心腔内摆动）。经食管超声：主动脉瓣无冠瓣增厚，左室流出道面可见 11mm × 10mm 大小中等团块状回声，活动度小。二尖瓣前后叶稍增厚，左室流出道可见 2 条状中等强度回声，大小分别为 7.6mm × 4.2mm、5.8mm ×3.1mm 大小。治疗方面：入院后给予头孢曲松（罗氏芬）2g qd 抗感染治疗，复查血培养（－）。予泼尼松 50mg qd ＋ CTX 0.2g qod＋雷公藤 20mg tid 治疗，后因 WBC 下降暂停 CTX，之后加用吗替麦考酚酯 0.5g bid，同时应用 CTX 0.4g 每 10 ~ 14 天一次。治疗 6 周复查 24 小时尿蛋白定量 8.24g。考虑患者诊断明确，存在外科手术绝对指征，但手术风险极大。与患者及家属交待病情后，家属要求暂缓手术，出院观察。出院后转归：出院后继续抗感染治疗，激素规律减量，赛可平 0.5g bid（1 个月后停用），CTX 0.4g 每半月 1 次，3 个月后随诊血清白蛋白水平 30g/L，24 小时尿蛋白 5g，建议患者择期行手术治疗心脏病变。

分析与讨论

患者为中青年男性，病程 18 年，受累血管广泛，TA（广泛型）诊断较为明确。ESR、CRP 均明显增高，提示病情仍处活动期，入院后积极治疗，复查炎症指标恢复正常，评估 TA 控制稳定。病程中出现大量蛋白尿、低白蛋白血症，符合肾病综合征，近期出现发热，查体可及心脏杂音，UCG 提示瓣膜赘生物，符合感染性心内膜炎诊断。

在肾脏方面，患者为青年男性，既往无糖尿病、感染性疾病等慢性病史，无明确肾损害药物使用史。肾病综合征的继发因素中首先考虑免疫疾病，TA 是一种主要影响主动脉及其主要分支的慢性进行性血管炎。文献复习有少部分患者的 TA 可在肾脏继发淀粉样变，出现肾病综合征表现，但多为血清淀粉样物质 A 沉积在肾脏局部所致，血清蛋白电泳及免疫固定电泳一般不存在单克隆蛋白。TA 肾脏受累主要表现为肾血管性高血压和/或缺血性肾病。TA 合并的原发肾小球疾病在以往文献中仅有部分个案报道，其中最常见的肾脏病理类型为系膜增殖性肾小球肾炎/IgA 肾病，其次为膜增生性肾小球肾炎（membrano-proliferative glomerulonephritis，MPGN），再次为膜性肾病、微小病变等。总结这些病例（共 17 例）的临床特点，其 TA 的病程均大于 10 年（接近 3/4 的患者），男女比例为 4：13。大多数患者在激素 + 免疫抑制剂治疗 1 年内蛋白尿得到控制，肾功能稳定在正常范围内（其中 15 例患者接受 pred + CTX 治疗，另 2 例不详）。北京协和医院曾对 160 名 TA 患者中的 6 名合并肾小球疾病的患者进行了总结，平均年龄为 35.5 ± 10.0 岁，均有下肢水肿的临床表现，其中 3 名出现大量蛋白尿，2 名出现轻度肾功能受损，其中 1 名患者肾穿病理为 MPGN，并接受糖皮质激素 + CTX 治疗，并在 6 个月后达到完全缓解。本次患者经肾穿活检提示病理为 MPGN，MPGN 分为原发性和继发性肾小球肾炎，并以继发因素多见。常见继发因素包括感染、肿瘤、免疫疾病等。患者有自身免疫性疾病——TA，合并感染性心内膜炎，均可为 MPGN 的继发因素。此外，自身免疫性疾病和感染性心内膜炎均可继发冷球蛋白血症，后者也是常见引起 MPGN 的疾病。MPGN 尤其是达到肾病综合征的程度时，需联合糖皮质激素和免疫抑制剂治疗。本患者在病程中长期不正规的糖皮质激素治疗，未规律应用免疫抑制剂，入院后开始使用 CTX，肾穿后加用骁悉 1.0g qd，但 1 月余的治疗肾脏病变控制不理想，需加强免疫抑制剂治疗，但患者长期使用大量糖皮质激素、免疫抑制剂，感染性心内膜炎难以控制并且复发的风险大，同时栓塞风险极高，因此感染性心内膜炎制约着肾脏病变的治疗。

在心脏方面，患者存在升主动脉、主动脉根部增宽，同时合并主动脉瓣重度反流。文献报道 TA 合并主动脉瓣反流的发生率为3%~25%，其主要机制是 TA 累及瓣膜，引起瓣膜的增厚、变形引起反流，其次为 TA 累及主动脉根部，导致根部扩张，从而引起反流。本例患者考虑两种因素同时存在。治疗方面文献主要推荐手术治疗，但强调应在疾病稳定期治疗，如在疾病活动期治疗，手术后可能出现心血管相关并发症，如机械瓣脱落、吻合口漏、感染风险高等。入院前 1 个月患者出现发热，UCG 提示左室流出道，主动脉瓣上均可见多发的赘生物，感染性心内膜炎诊断明确。感染性心内膜炎抗生素疗程常规定为 4 ~6 周，患者感染性心内膜炎合并 TA、MPGN，糖皮质激素用量较大，外科手术风险大。经感染科会诊后建议患者的抗生素静脉疗程 6 ~8 周，如短期内无法手术，建议持续口服抗生素直至手术清除病灶。近期出现夜间平卧时憋醒，活动后气促明显，考虑其主动脉瓣关闭不全所致的心衰症状较前加重。心功能不全、瓣膜巨大赘生物，均为明确的手术指征。从心脏角度而言，需行限期手术，但需反复明确是否存在手术的相对禁忌证；大动脉炎方面，需明确病情不活动，否则严重影响术后恢复、瓣膜生长；肾脏病变，严重低蛋白血症，大量蛋白尿，影响术后伤口愈合、生长；另外，大量激素免疫抑制剂，术后的感染以及感染性心内膜炎复发的风险高。

（张　昀　费允云　李梦涛）

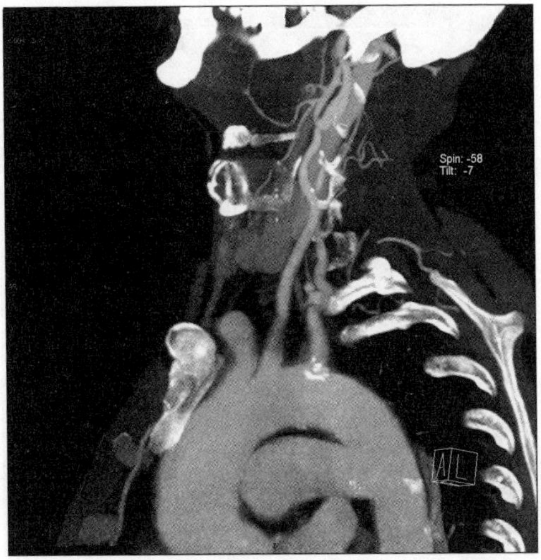

图 3-1　颈部 CTA

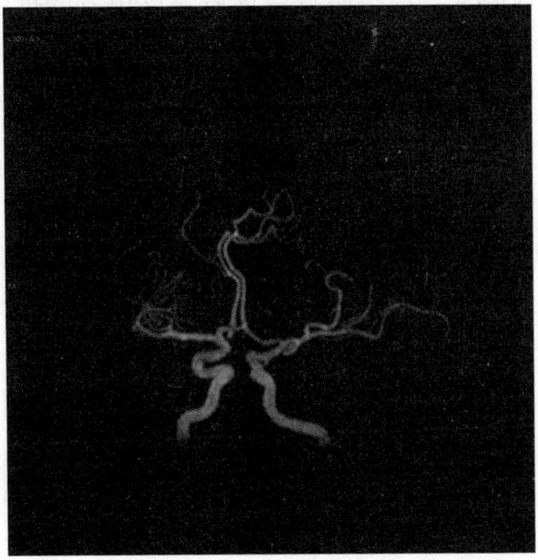

图 3-2　头颅 MRA

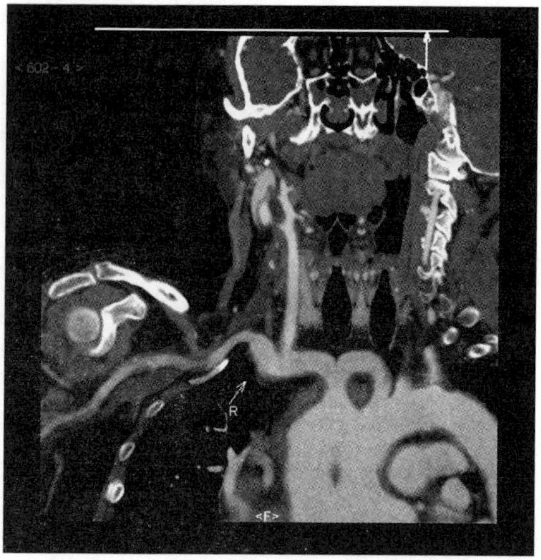

图 3-3　颈部 CTA

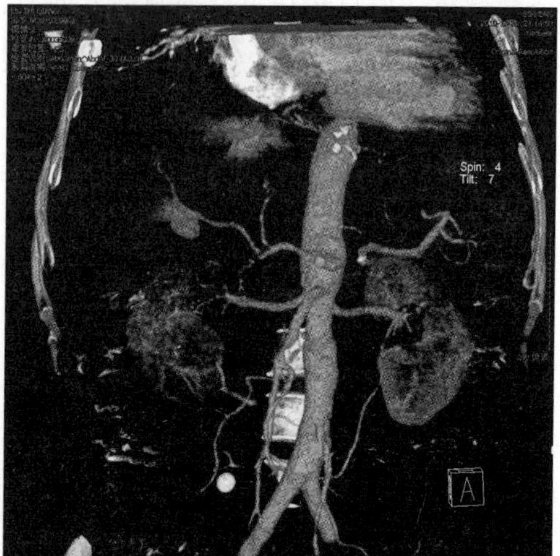

图 3-4　腹部 CTA

专家点评

张奉春医师：这是一个诊断明确的多发大动脉炎（TA）患者，这个患者的特点是突出的肾脏和心脏受累。我们知道 TA 影响这两个器官的患者相对比较少见，因此在诊断和治疗中要加以重视和鉴别。主要的问题是：最初发病即有大量蛋白尿，说明肾脏受累。这个阶段仅用 40mg/d 的泼尼松显然偏少，特别是很快就自行停用泼尼松，仅保留环磷酰胺就更加影响治疗效果了。在没有糖皮质激素作用下，单一环磷酰胺很难起到好的作用。2009 年本例患者第二次发病时，泼尼松加用来氟米特 10mg/d，后又用霉酚酸酯 0.5g 每日两次。虽有肾脏功能不全，药物使用要适当减量，但总是在免疫抑制剂方面有使用不足之嫌，甚至常规量糖皮质激素无效的情况下可以更大剂量的使用，如甲基泼尼松龙冲击治疗，争取给患者更多的机会。由于未尝试这些方法积极控制肾脏病情，因此患者的肾脏病变未得到有效控制。

病例4 原发性干燥综合征继发淀粉样变3例

病例摘要(病例1)

重度水肿—肝脾大—干燥综合征、继发性系统性淀粉样变

患者女性，30岁。因“水肿、尿少6月余，腹胀、憋气1个月”于1993年11月入院。6个月前出现乏力，颜面及双下肢水肿，间断尿频、尿痛、尿少伴腰痛。尿蛋白多次阳性，尿白细胞5～20/HP。近1个月腹胀和胸闷。体格检查：颜面轻度水肿，腹膨隆，中腹部轻压痛，移动性浊音阳性，余未见异常。血常规正常，尿白细胞15～25/HP，24小时尿蛋白0.27g，肝肾功能正常；红细胞沉降率（ESR）85mm/1h，血IgM 5.2g/L，IgG、IgA、补体和血尿免疫电泳正常；抗核抗体（ANA）1∶160，抗可提取性核抗原（ENA）抗体、抗dsDNA抗体及抗中性粒细胞胞质抗体（ANCA）均阴性。胸部CT示双侧少量胸腔积液；心电图和超声心动图正常；腹部B超示肝大，肝弥漫性病变，脾大（肋下2.8cm），脾弥漫性病变，腹腔积液。眼科检查：滤纸试验0mm（双侧）；双侧角膜染色阳性；泪膜破裂时间4s（右），5s（左），支持双眼干燥症。口腔科检查：唾液流率<0.1ml/min；腮腺造影示分支导管减少，末梢导管呈球状扩张，支持口干燥症。唇腺活检病理见灶性淋巴细胞浸润。肝、胸膜、结肠、肾脏和腹壁脂肪活检病理均示淀粉样物沉积，组

化染色 AA 蛋白阳性；骨髓涂片未见异常。诊断为原发性干燥综合征（pSS）、继发性系统性淀粉样变。给予中等剂量泼尼松及环磷酰胺治疗，病情平稳。

病例摘要（病例2）

口眼干—腮腺肿大—双肺多发结节影

患者女性，48 岁，因“口干、眼干 20 余年，发现双肺结节影 1 年”于 2000 年 11 月入院。患者 20 余年前始觉口干，眼干无泪，有反复腮腺肿大，双手可疑雷诺现象，无牙齿变黑及片状脱落。1 年前胸片示双肺多发结节影。6 个月前出现咳嗽、咳黄痰；胸部 CT 示双肺片状浸润影，多个结节影，边缘模糊；抗感染治疗后肺部斑片影减少，但结节影无变化。体格检查未见明显异常。血、尿常规和肝肾功能正常；ESR 31mm/1h，补体 CH50 53.9U/ml，C3 98.6mg/dl，血 γ 球蛋白 30.2%，IgG 22.4g/L，IgA 和 IgM 正常；ANA S 1∶640，抗 SSA 抗体 1∶64，类风湿因子（RF）1∶64，抗 dsDNA、ANCA 和抗着丝点抗体均阴性。血轻链：κ 1890mg/dl（<1329mg/dl）、λ 729mg/dl（<665mg/dl）；尿本周蛋白和尿免疫电泳正常。腹部 B 超、心电图和超声心动图未见异常；胸部 CT 示两肺多发结节影，多发肺大疱；动脉血氧分压 82.5mmHg；肺功能示小气道功能障碍，混合通气功能障碍和弥散功能障碍。肺穿刺活检病理符合淀粉样变，刚果红染色阳性，κ 及 λ 染色阴性；骨髓活检病理未见异常。眼科检查：滤纸试验 0mm（双侧）；双侧角膜染色阳性；泪膜破裂时间 3s（右），4s（左），支持双眼干燥症。口腔科检查：唾液流率 0ml/min；腮腺造影示末梢导管呈球状、斑点状扩张，

支持口干燥症。诊断为pSS，继发性肺部淀粉样变。给予中等量泼尼松及环磷酰胺治疗病情平稳出院，随诊4年肺部阴影无明显变化。

病例摘要（病例3）

口眼干—鼻塞—周围神经病

患者女性，65岁，因“口干、眼干3年余，鼻塞9个月”于2004年9月入院。3年前出现进行性加重的口眼干，并伴有右上眼睑外侧和左下眼睑出现绿豆大小的结节，质软，光滑无压痛。9个月前感冒后出现持续双侧鼻塞，并逐渐加重，有少量白色分泌物，反复鼻出血。体格检查：右上眼睑可及黄豆大小结节，左下眼睑可及2cm×1cm片状结节，质软，光滑，无触痛；余未见异常。实验室检查：血、尿常规和肝肾功能正常；ESR 19mm/1h，IgA 5.82g/L，IgM和IgG正常，补体（CH50、C3、C4）和血、尿免疫电泳正常。ANA S 1∶160，抗SSA抗体（+）1∶64，抗dsDNA抗体、RF和ANCA均阴性。胸片及CT示右上肺陈旧肺结核；腹部B超、心电图和超声心动图未见异常。眼科检查：滤纸试验0mm（右）、4mm（左）；双侧角膜染色阳性；泪膜破裂时间4s（右），6s（左），支持双眼干燥症。口腔科检查：唾液流率0.01ml/min；腮腺造影示腮腺末梢导管斑点状扩张，支持口干燥症。肌电图示双下肢周围神经源性损害，感觉纤维轴索损害。右上眼睑结节及鼻黏膜活检病理见大量淀粉样物沉积，刚果红染色阳性，高锰酸钾处理后转阴性，提示为AA型淀粉样变；腹壁脂肪活检病理未见淀粉样物沉积。诊断为pSS，继发性局灶性淀粉样变，周围神经病。予泼尼松

(30mg/d) 及硫唑嘌呤 (依木兰 100mg/d) 治疗，病情平稳。

分析与讨论

干燥综合征是一种慢性炎症和淋巴细胞增殖性疾病，以多种外分泌腺、肾脏和肺等内脏器官淋巴细胞和浆细胞浸润为主要病理改变。长期高度的淋巴细胞增殖使干燥综合征病人发生恶性淋巴增殖性疾病（主要是非 T 细胞淋巴瘤）的相对危险率较正常人群高 44 倍。除此之外，人们逐渐注意到合并淀粉样变性的干燥综合征病人并非罕见，这可能与长期存在慢性炎症及全身多系统淋巴细胞增殖有关。淀粉样变性是由一组因蛋白代谢紊乱产生的特殊淀粉样蛋白沉积所引起的疾病。其共同特征是淀粉样蛋白在各器官组织细胞间沉积，可局限于一处或分布在多处，压迫细胞组织甚至影响器官功能。淀粉样变的确诊有赖于组织病理活检、单克隆抗体或组织化学染色。根据淀粉样变累及的范围分为局灶性和系统性。根据淀粉样蛋白的理化特征和组化染色，可分为：AL 型（Ig 轻链或轻链片段为前体）、AA 型（血清淀粉样蛋白 A 为前体）和 ATTR 型（Transthyretin 为前体）等。目前认为原发性淀粉样变及多发性骨髓瘤伴发的淀粉样变以 AL 型为主，继发性淀粉样变以 AA 型为主，遗传性淀粉样变为 ATTR 型，而局限性淀粉样变则 AL 型和 AA 型均可。一种较简便的区分 AL 型和 AA 型淀粉样变的方法是将病理切片用高锰酸钾氧化处理后再行刚果红染色，前者可被染成砖红色而后者失色。

pSS 继发的淀粉样变既可以是局灶性，又可以为系统性。例 3 的淀粉样变仅局限于眼睑和鼻腔，例 2 表现为局限在肺部的多发结节影，两例组化分型均为AA型。复习国外文献，自1973年国外报道pSS合并继发局灶性淀粉样变共24例，其中局限于肺部12例，主要表现为下肺单发或多发结节影，部分伴肺大疱形成（4/12）或间质性肺炎；行组化检测的6例中AL型4例，AA型2例。此类患者都有不同程度的高γ球蛋白血症，但血尿免疫电泳中均未见M蛋白，骨髓检查不支持浆细胞病。AL型淀粉样变的肺结节病理多显示结节周围有大量淋巴细胞或浆细胞浸润，提示此种免疫球蛋白轻链的沉积可能是浆细胞在组织局部单克隆增殖造成的，细支气管壁被淋巴细胞、浆细胞大量浸润而造成小气道狭窄可能是肺大疱的成因。pSS继发的局灶性淀粉样变还可以单独累及小涎腺（5例，2/2例为AL型）、皮肤（4例，2/2例为AL型）、舌（1例，AL型）、颈部（1例，AL型）及膀胱（1例），其中皮肤淀粉样变多表现为皮下结节。

例1患者有多系统的淀粉样变性，包括肝、胸膜、结肠、肾和腹壁脂肪，组化染色示AA型。Ideura H等人报道了一位72岁的男性原发干燥综合征患者在软腭、声带、腕部、食管、腘窝等处均发现瘤状淀粉样物质沉积，组化分型为AL型。Delevaux I等报道一位48岁女性干燥综合征患者，在其唇腺、胃、骨髓、舌和心脏活检发现AL型淀粉样物沉积。因此，pSS病人临床出现不能解释的蛋白尿、消化道症状、肝损害及超声心动图提示心脏有特征性“强回声光点”等，均应警惕有无系统性淀粉样变发生。小涎腺、肾脏、肝脏、直肠黏膜和腹壁脂肪是活检阳性率较高的组织器官，进一步行组化染色分型，有利于正确的诊断、治疗及评估预后。

需要指出的是，原发性系统性淀粉样变及伴多发性骨髓瘤的淀粉样变可导致大量淀粉样物沉积于外分泌腺，临床出现明显口干、眼干和腮腺肿大，甚至眼科及口腔科检查（不包括病理）都支持口眼干燥症；必须与原发性干燥综合征继发淀粉样变鉴别，前者临床上多有周围神经、心脏和肾脏受累，血清抗SSA/抗SSB抗体阴性，可见M蛋白和/或骨髓中浆细胞比例明显增高，唇腺病理无灶性淋巴细胞浸润。

对继发淀粉样变的干燥综合征患者的治疗，文献中多采用中等剂量的糖皮质激素，部分合用免疫抑制剂（如马法兰或环磷酰胺），1例继发系统性淀粉样变的患者接受了干细胞移植，也有个别病例并未采取特殊药物治疗，仅密切随访。虽然有关长期随诊结果的报道不多，但现有报道均提示病情平稳无快速进展或恶化。因此，结合我院3例患者推测pSS继发局灶性淀粉样变预后较好，AL型与AA型比较似无明显区别，但应警惕AL型有无合并潜在恶性血液系统肿瘤的可能。

综上所述，当干燥综合征患者出现不明原因的肺部结节、皮肤结节、巨舌、蛋白尿、肝脾大和心肌损害，应警惕继发淀粉样变，及时行组织活检病理检查和分型，以期早期诊断、及时治疗和改善预后。

（郭潇潇　吴庆军）

专家点评

苏金梅医师：这三例干燥综合征的病例提示我们在临床工作中，发现患者出现难以解释的肺部结节、巨舌、蛋白尿、心脏损害等情况时，应警惕继发淀粉样变的可能，组织病理活检是协助诊断的有力武器，应及时进行，可早期诊断、及时治疗、改善预后。

病例5 韦格纳肉芽肿合并肺隐球菌病

韦格纳肉芽肿（Wegener granulomatosis，WG）为一种以呼吸道、肺、肾受累为特点的坏死性肉芽肿性血管炎。既往认为WG合并感染临床并不常见，而WG合并肺隐球菌病更是少见。WG和肺隐球菌感染在影像学上都可表现为肺部结节影和空洞形成，需仔细鉴别。

病例摘要

患者女性，58岁，因“流涕、双耳流脓、咳痰近2年，加重1个月”于2010年11月14日入院。患者2009年1月行乳腺手术后出现低热，T 37.8℃，流清涕，伴头痛、双侧耳鸣及双下肢无力，头颅CT检查示急性鼻窦炎、乳突炎，肌电图检查示双下肢神经传导速度减慢。行鼻窦手术后症状加重，伴血涕、双耳溢脓、咳大量黏痰，全身散在丘疹及紫癜样皮疹，T 39.7℃。查血PR3-ANCA（+），胸部CT示双肺多发结节、胸腔积液。外院诊断为“韦格纳肉芽肿”，2009年3月起予甲基泼尼松龙40mg qd静脉×14天后改为口服美卓乐（甲泼尼龙）40mg×1个月，此后规律减量，2009年5月起加用环磷酰胺0.4g qw静脉注射及雷公藤多苷20mg tid治疗，患者症状好转，体温正常，皮疹消失。激素减至美卓乐8mg qd维持。复查胸部CT检查较前好转，右肺胸膜下淡片影。

2009 年 8 月患者自觉右侧胸部隐痛，无发热、咳嗽，并且出现双下肢水肿，当地医院查尿蛋白（+）~（++），潜血（+），胸部 CT 示右下肺团片影及周围多发小结节影。行右侧胸腔镜肺活检术。病理检查示：（右肺）真菌性肺炎伴广泛干酪样坏死，异物肉芽肿形成及纤维化，可见坏死性血管炎伴小脓肿形成，六胺银及 PAS 染色可见圆球状小体，考虑为韦格纳肉芽肿伴球孢子菌。给予大扶康（氟康唑）400mg 静脉滴注 qd ×1 个月后改为口服 450mg qd ×2 个月，复查胸部 CT 示右肺下叶多发结节影较前有所吸收。2009 年 12 月患者停用大扶康 2 周后，查 1-3-β-D 葡聚糖（160.4pg/ml）明显增高，胸部 CT 提示右肺下叶多发结节范围较前增大，加用口服大扶康 450mg qd。2010 年 1 月再次复查胸部 CT 提示病变又较前扩大，结节影增多。改为威凡（伏立康唑）0.2g bid 治疗后胸痛消失。2010 年 1 月于我院就诊，查 c-ANCA（+）1∶20，PR3-ANCA 138RU/ml；ANA + 抗 dsDNA、抗 ENA（-），尿常规 + 沉渣（-）。我院会诊外院胸腔镜肺活检（2009 年 8 月）病理结果：肺肉芽肿性炎，结合特殊染色符合真菌感染（隐球菌），特殊染色：黏卡（+），六胺银（+），PAS（-），抗酸染色未找到抗酸杆菌。血新型隐球菌抗原（+）1∶512。考虑 WG 合并肺隐球菌感染，继续口服威凡 0.2g bid 抗真菌治疗，咳痰症状好转，复查胸部 CT 示右下肺结节团片影及空洞较前有所吸收，遂改为大扶康继续抗真菌治疗。美卓乐维持 4mg、8mg 交替间隔口服。2010 年 4 月起停用雷公藤多苷，继续环磷酰胺治疗，患者仍有流涕，无脓血，双耳无流脓，偶有咳痰。

2010 年 6 月患者咳嗽加重，查 CT（图 5-1）示右下叶结节数目较前增多，原有结节较前明显增大，部分结节内出现空洞。2010 年 8 月 3 日于我院门诊查痰涂片（-），CRP 21.2mg/L。ESR 85mm/1h。ANCA（+）C 1∶40，PR3-ANCA 155RU/ml。

停用大扶康，予磺胺2片tid，继续CTX治疗，并加用爱若华（来氟米特）30mg qd口服，咳嗽症状缓解。2010年9月29日患者出现全身带状疱疹，予抗病毒治疗，停用CTX，继续爱若华口服，1个月后好转。2010年10月15日起患者咳鲜血痰，每日约10余口，查ESR 50mm/1h，CRP 24.5mg/L，ANCA（+）C 1∶40，PR3-ANCA 177RU/ml。CT（图5-2）示右下叶空洞性病变壁结节较前实变，右下叶外基底段、后段脊柱旁小结节较前增大。考虑原发病进展，2010年11月3日起给予美卓乐48mg qd，口服1周后减为44mg qd，患者自觉咯血症状好转，为进一步诊治入我院。**入院查体**：T 36.3℃，BP 140/75mmHg，SpO_2 95%（自然状态），全身未见皮疹及出血点，双耳粗测听力下降，外耳道无脓性分泌物。鼻腔通畅，鼻窦区无压痛，鼻梁未见塌陷。双肺呼吸音清，未及明显干湿啰音。心腹部检查未见异常。**入院诊断**：韦格纳肉芽肿，肺部感染？**诊疗经过**：入院后完善检查，血、尿、便常规、肝肾功能大致正常；ESR、CRP正常，血隐球菌抗原（+）（1∶16）。鼻窦CT：左侧蝶窦内高密度灶，右侧上颌窦黏膜增厚。胸部CT（图5-3）平扫：右肺下叶多发薄壁空洞样病变，部分融合。右下肺少许斑状索条影，左肺下叶淡片影，纵隔多发小淋巴结伴钙化，双侧胸膜增厚，与老片比较病变较前好转。患者入院后给予大扶康及复达欣（头孢他啶）抗感染治疗，患者无咯血，咳痰好转，2010年11月29日出院。临床情况见图5-4。

分析与讨论

本患者病例特点：①中年女性，病程2年。②主要表现为鼻

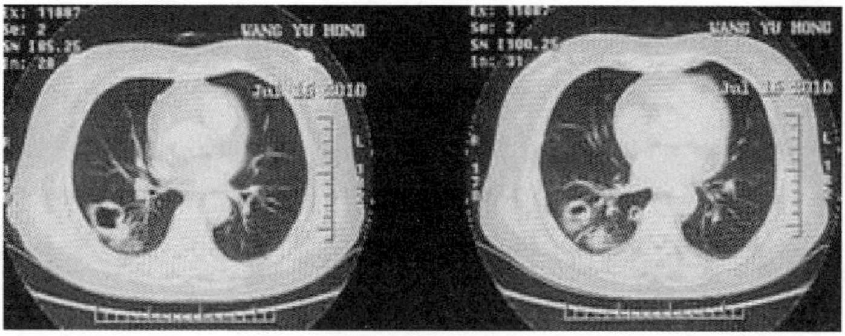

图 5-1　患者 2010 年 6 月 16 日胸部 CT

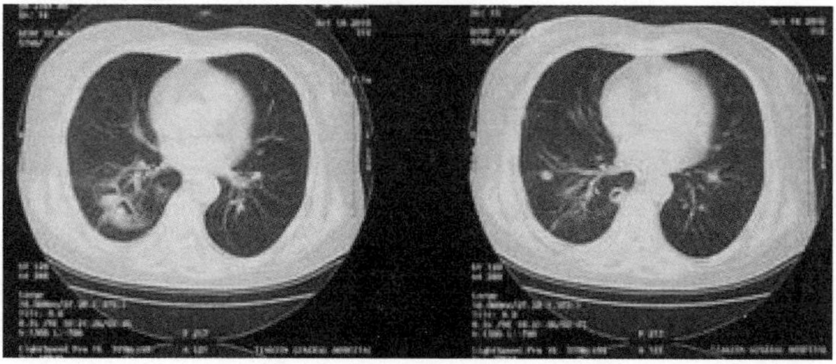

图 5-2　患者 2010 年 10 月 18 日胸部 CT

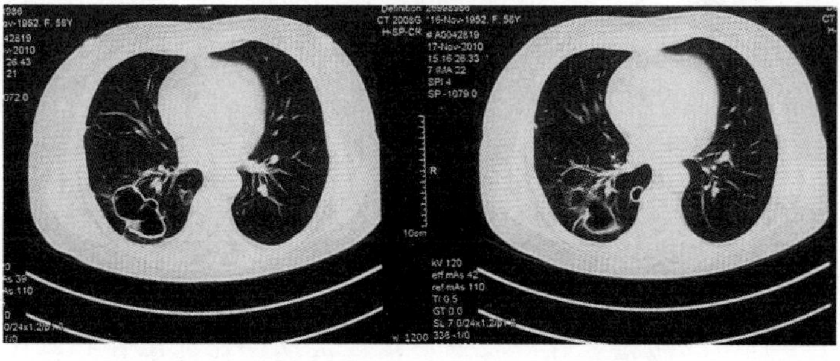

图 5-3　患者 2010 年 11 月 17 日胸部 CT

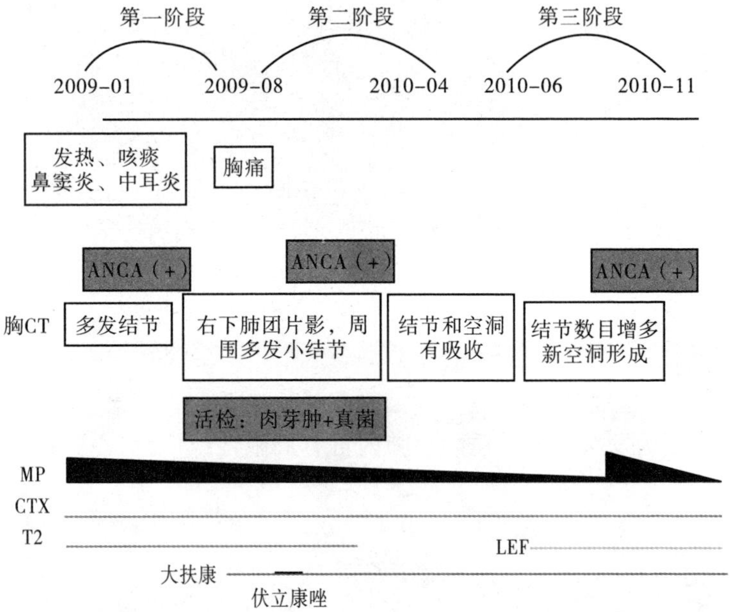

图 5-4　患者的临床表现和治疗

窦炎、中耳炎、肺内结节及空洞。③辅助检查：C-ANCA、PR3-ANCA 阳性，肺活检病理示肉芽肿伴隐球菌感染。④激素、免疫抑制剂及抗真菌治疗有效。

纵观患者整个病程分为三个阶段：

第一阶段为起病阶段。患者以鼻窦炎及中耳炎起病，伴发热，逐渐出现下呼吸道症状，血 PR3-ANCA（+），影像学示肺内多发结节，临床高度提示韦格纳肉芽肿可能性大。韦格纳肉芽肿为一种以呼吸道、肺、肾受累为特点的坏死性肉芽肿性血管炎，病变累及小动脉、小静脉及毛细血管，病理以血管壁的炎症为特征。耳鼻喉症状可出现于起病阶段。C-ANCA 阳性对诊断有一定意义。影像学常显示双肺多发性病变，可有单个或多个粟粒样或结节样病变、浸润性病变或空洞形成。确诊需有病理支持。Hoffman 统计了82 例行开放性肺活检的患者，89% 病理显示为血管炎伴坏死性病变；90% 有肉芽肿伴坏死性病变，两者合计占 91% 。治疗上首选糖皮质激素及环磷酰胺联合治疗。本例患者在使用激素和环磷酰胺及雷公藤多苷治疗后症状缓解，影像学也有好转，支持 WG 的诊断，治疗方向正确。

第二阶段，患者在原发病控制一段时间后出现了胸痛，影像学肺内病变加重，经病理证实为韦格纳肉芽肿合并肺隐球菌病，本次病情加重主要考虑隐球菌感染引起。肺隐球菌病是由新型隐球菌感染引起的一种亚急性或慢性肺部真菌病，免疫功能低下为发病的重要诱因。肺内可有局限性或广泛性肉芽肿形成，坏死和空洞少见，钙化和肺门淋巴结增大极为罕见。也可在胸膜下形成小结节。X 线胸片表现为多形性，轻者仅表现为双肺下部纹理增加或孤立的结节状阴影，偶有空洞形成。多合并隐球菌脑膜炎。肺隐球菌病与韦格纳肉芽肿从呼吸系统症状、影像学方面较难区分，需结合其他系统表现、特殊血清检查及病理以明确，鉴别要点见表 5-1。本患者长期使用激素及免疫抑制剂，属隐球菌病易感人群。加用抗真菌治疗（大扶康/伏立康唑）后，症状和影像学均有好转，支持 WG 合并隐球菌感染的诊断。

第三阶段，为本次入院阶段，患者再次出现咯血，炎症指标增快，血 C-ANCA（+），影像学显示肺内病变加重。结合患者整个病程，本次病情加重则纠结于到底为原发病活动，还是肺内真菌感染没有得到有效控制？两者鉴别似乎有些困难，而治疗上也是存在矛盾的。如考虑原发病活动，则激素、免疫抑制剂的治疗应进一步加强，而这势必加重患者的免疫抑制状态，如同时合并感染，将更加难以控制病情。C-ANCA 诊断韦格纳肉芽肿的特异性大于 90% ，外加 PR3-ANCA 可超过 95% 。敏感性取决于疾病的活动性和病期阶段，在初发不活动的韦格纳肉芽肿中，阳性率只有 50%，而活动性典型的韦格纳肉芽肿，几乎 100% 阳性，但存在 25% 的假阳性。而 PR3-ANCA 抗体效价与病情活动一致。评估病情，患者近期 ESR、CRP 升高，血 C-ANCA（+），PR3-ANCA 较前升高。说明患者还是有原发病活动的，应加强免疫抑制治疗。而患者新发咯血，影像学示下肺结节增多，血隐球菌抗原（+）（1∶16），说明在病情活动同时仍存在

表 5-1 肺隐球菌病与韦格纳肉芽肿比较

	肺隐球菌病	韦格纳肉芽肿
易感人群	免疫缺陷人群多见	正常人群
年龄	20～65 岁	40～50 岁
性别	男多于女	男略多于女
发热、盗汗	常见	常见
咳嗽	有	常见
咯血	常见	常见
胸膜炎	常见	偶有
上呼吸道症状	无	常见，如鼻窦炎、中耳炎、声嘶
肾脏	无	常见
前列腺	有	无
神经系统	常见中枢神经受累（脑膜炎）	常见周围神经受累
眼	有	有
关节病变	无	有
皮肤黏膜	少见，皮肤溃疡	多见，下肢紫癜、黏膜溃疡
骨骼	有	无
影像学		

续　表

	肺隐球菌病	韦格纳肉芽肿
病变部位	双侧中下肺多见，亦可为单侧或局限于一肺叶	无特异性
一般表现	可呈孤立的大球形灶或数个结节状病灶；或为弥漫性粟粒状阴影；或呈片状浸润阴影。约10%患者有空洞形成；病灶周围有晕征	大片或小片浸润病灶，单发或多发结节或肿块性灶. 还可见磨玻璃影，索条状密度影。常合并空洞
空洞特点	多为厚壁空洞，内壁光滑	可表现为薄壁空洞、厚壁空洞、部分厚壁空洞、环形空洞
血清学		
ANCA	阴性	阳性
乳胶凝集试验	阳性	阴性
病原学		
墨汁染色(CSF)	阳性	阴性
六胺银染色	阳性	阴性
Schiff染色	阳性	阴性
组织学	早期组织内有大量隐球菌呈胶样团块，少量淋巴细胞和组织细胞浸润。晚期为肉芽肿，肺部病变偶有干酪样坏死和空洞形成	动脉壁或动脉周围，或血管外区域有中性粒细胞浸润，形成肉芽肿性炎变
治疗	抗真菌治疗	糖皮质激素联合免疫抑制剂

隐球菌感染未控制，应继续抗真菌治疗，并监测血乳胶凝集试验效价，因患者拒绝腰穿检查，故无法明确有无隐球菌脑膜炎情况。我们判断患者存在 WG 活动，同时肺隐球菌未控制稳定，因此加强原发病的治疗，同时维持抗真菌治疗。在患者给予激素加量后症状缓解，同时抗真菌治疗后病情控制稳定。

本例患者的诊治过程中，我们的体会是，其一，韦格纳肉芽肿合并感染临床较为少见，但患者使用激素及免疫抑制剂治疗后处于免疫抑制状态，易于合并感染。当遇到韦格纳肉芽肿患者病情控制稳定后再次出现胸痛、咯血时，症状、影像学表现与治疗反应以及韦格纳肉芽肿常见临床表现不一致，除考虑原发病活动外，还应警惕感染。其二，关于感染的病原体方面，有文献报道韦格纳肉芽肿常见合并细菌感染，如金黄色葡萄球菌、结核感染及卡氏肺孢子菌感染（约有 6% 的患者在免疫抑制治疗中可发生），而真菌感染较为少见。国内张国华等人随访 100 例韦格纳肉芽肿患者，平均 26 个月，16 例（22%）合并感染，其中 6 例合并肺结核，4 例合并细菌感染，3 例合并疱疹病毒感染，3 例合并真菌感染，2 例为曲霉菌，1 例为隐球菌。而本例患者即为韦格纳肉芽肿合并肺部隐球菌感染，这提示我们，在韦格纳肉芽肿患者中除了细菌、卡氏肺孢子菌等以往病例报道较多的致病微生物以外，隐球菌感染亦不能忽视。病理诊断为确诊的金标准，在临床存在可疑情况时应尽可能获取病理标本进行病理检查。第三，此类患者的治疗存在困难，往往需同时兼顾免疫病和感染。

（曾　平　苏金梅　张　文）

专家点评

吴庆军医师：韦格纳肉芽肿可以引起肺部病变，病理是肉芽肿性炎症，肉芽肿合并感染的并不多见。但值得注意的是部分难治性韦格纳肉芽肿患者经过长期、反复的激素和免疫抑制剂治疗后，合并感染的概率增加，特别是当合并真菌、结核等感染时，在影像学上很难与原发病变鉴别，诊断有一定难度，主要依靠病原学和病理学的证据鉴别。另外，诊断明确后还有一个难点，就是原发病的治疗和感染并发症的治疗疗程。目前，还缺乏相关的研究，感染的用药指南也很少提及使用激素和免疫抑制剂患者的用药疗程及建议。一般来讲，根据临床表现和病原学的监测结果决定疗程，大多疗程长于未使用激素和免疫抑制剂的患者。我们期待这方面的深入研究。

病例6 气短—皮疹—胸痛

病例摘要

患者男性，23岁，因“反复双下肢皮疹1年余，突发胸痛6月余”于2011年7月入院。患者既往鼻窦炎9年，2年前因冬春季咳嗽、气短诊断哮喘，需间断应用沙美特罗控制症状。1年半前出现双侧胫前散在质硬结节，红色斑疹，查血PLT $80\times10^9/L$，WBC、Hb正常，诊断过敏性紫癜，给予泼尼松（pred）30mg qd，逐渐减量至10mg qd，共应用3个月左右，皮疹消退，遗留色素沉着。半年前再发胫前结节红斑，给予pred 10mg qd，服药4天后因突发胸闷、胸痛；EKG：Ⅱ、Ⅲ、aVF ST段抬高，cTnI >30ng/ml；血常规：WBC $8.46\times10^9/L$，EOS 6.0%，绝对值 $0.5\times10^9/L$，PLT $150\times10^9/L$。诊断急性下壁心肌梗死，Killip Ⅰ级。冠脉造影示右冠100%闭塞，予抽吸血栓，阿司匹林、氯吡格雷抗血小板及抗凝、降脂治疗，停用泼尼松。此后未再胸痛，但出现双手刺痛感，双侧胫前反复出现黄豆大充血性斑丘疹，伴瘙痒，发现血EOS绝对值渐升至 $2.7\times10^9/L$，PLT仍低于正常。肝肾功能示ALT稍高，多次查免疫指标均无阳性发现，ESR、CRP正常。给予抗过敏及外用激素治疗。门诊考虑血管炎。入院查体左下肢胫前直径约5cm环形硬结状皮疹，中心凹陷，色素沉着（图6-1），左小腿内侧一直径2cm质硬红色结节（图6-2）。双下肢散在较小红色结节和红色斑疹，部分斑疹中心色素沉着，不高出皮面，伴瘙痒。2011 年 7 月复查血常规：WBC 9.34 × 10^9/L，NEUT 40.4%，分数 25.7%，其绝对计数 2.40 × 10^9/L，PLT 75 × 10^9/L；肝肾功能：ALT 52U/L，余（-）；cTnI（-）；尿常规（-）；hsCRP 0.67mg/L，ESR 2mm/1h；ANA、抗 dsDNA、抗 ENA、ANCA、RF 均（-）；总 IgE 183kU/L（↑）；胸部 CT：右肺上叶后段和下叶背段胸膜下少许磨玻璃样密度影（图 6-3）；左下肺胸膜下微小结节；双侧腋窝多发淋巴结。超声心动图左室下壁及后壁中部变薄，运动明显减弱，EF 51%，符合陈旧性心梗（左室下后壁）；骨髓细胞学：嗜酸性粒细胞比例 11.5%，形态大致正常（图 6-4）；肌电图：未见神经源性损害；左下肢环形硬结皮疹皮肤活检，病理示角化过度，棘层增厚，基底层色素增加，真皮血管内膜增厚，周围见淋巴组织细胞及少量嗜酸性粒细胞，符合血管炎改变。诊断 Churg-Strauss 综合征（Churg-Strauss syndrome，CSS，变应性肉芽肿性血管炎），给予泼尼松 60mg qd，环磷酰胺 0.2g qod iv，患者皮疹及皮肤包块逐渐消退，血嗜酸细胞计数正常。

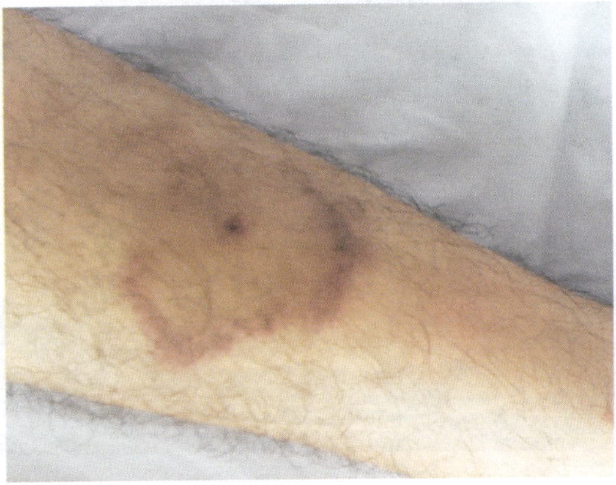

图 6-1　左下肢胫前红斑

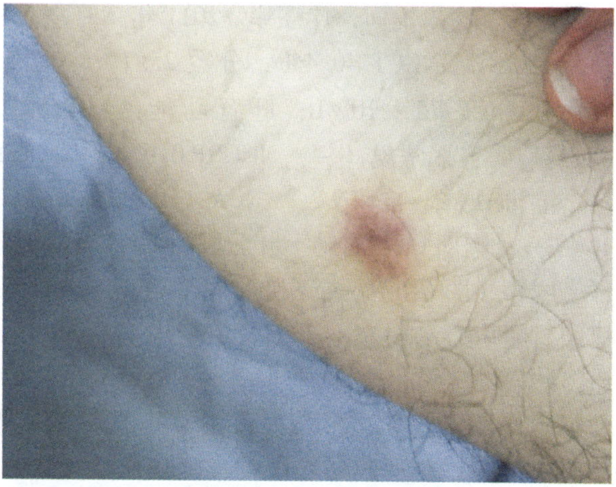

图 6-2　左下肢皮疹及结节红斑

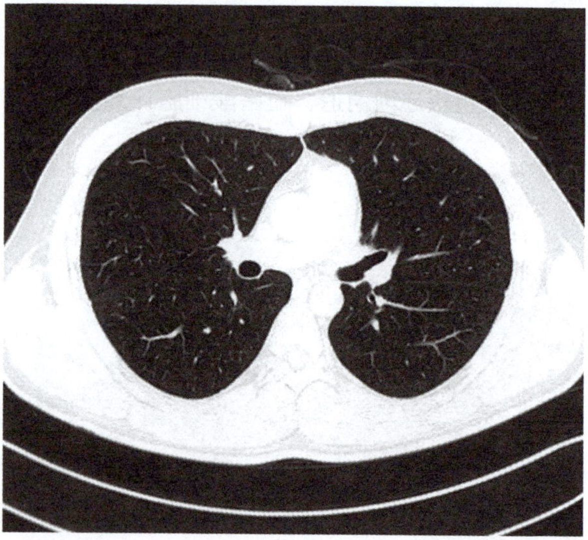

图 6-3　胸部 CT：右肺下叶背段胸膜下少许磨玻璃样密度影

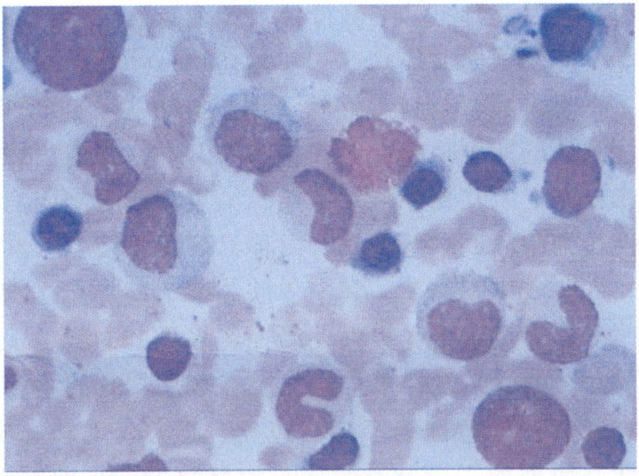

图 6-4 骨髓细胞学：嗜酸性粒细胞增多

分析与讨论

患者青年男性，多系统受累，累及呼吸系统（慢性鼻窦炎、哮喘史，肺内浸润影）、皮肤（皮疹、皮下结节，皮肤活检示血管外嗜酸性粒细胞浸润）、心脏（冠状动脉受累至急性心肌梗死）和周围神经（双手感觉异常）。辅助检查 IgE 升高，血嗜酸性粒细胞增多，治疗后恢复正常。根据 1990 年美国风湿病学会分类标准，CSS 诊断明确。

CSS 是主要累及中、小血管的系统性坏死性血管炎，冠状动脉等中等血管也可受侵犯，典型病理为组织及血管壁大量嗜酸性粒细胞浸润和血管外肉芽肿，节段性纤维素样坏死性血管炎。

多数患者20～40岁起病。主要受累器官为肺、皮肤、外周神经、胃肠道、心脏以及肾脏。本例符合CSS流行病学特征和临床发展规律。变应性鼻炎常是CSS的初始症状，哮喘是CSS的主要表现之一，患者病程迁延，症状可用长效β受体激动剂控制，未引起注意。近期血嗜酸性粒细胞水平升高，肺内出现磨玻璃样淡片影，而临床并无哮喘发作或感染表现，故肺内病变可能为嗜酸性粒细胞浸润。患者具有两种CSS典型皮疹：红斑丘疹性皮疹、皮肤或皮下结节，其中皮肤结节活检提示了典型CSS病理学改变。神经系统受累以外周神经多见，本例表现为手套样感觉异常，考虑多发性单神经炎。心脏是CSS的主要靶器官之一，主要病变为急性缩窄性心包炎、心力衰竭和心肌梗死，发生急性心肌梗死者冠脉造影多见冠脉痉挛。目前暂无肾脏、消化道受累证据。本例血小板减少原因尚不明确。

鉴别诊断需考虑高嗜酸性粒细胞综合征（HES），HES可有皮疹、周围神经病变，外周血嗜酸性粒细胞增高、嗜酸性粒细胞浸润至心、肺等脏器损害、血小板减少、血栓栓塞，但HES常有中枢神经系统受累、肝脾及淋巴结增大，胃肠道受累，外周血嗜酸性粒细胞明显升高，甚至表现为嗜酸性粒细胞性白血病。病理表现为嗜酸性粒细胞团块状浸润，极少形成血管炎和肉芽肿，对糖皮质激素反应差。

CSS的心脏受累并不少见，文献报道发生率为13%～47%，是CSS死亡的常见原因，尤其是诊断最初的数月内。病理多见心肌间质内嗜酸性粒细胞浸润或冠状动脉血管炎（尸检发生率均占60%左右）。心包积液和心肌病变是心脏受累最常见表现形式，瓣膜病变、冠脉炎、心律失常、猝死也有个案报道。与未发生心肌受累者相比，出现心肌受累者通常ANCA阴性，且嗜酸性粒细胞计数更高。冠脉受累是影响预后的重要因素，文献报道冠脉造影表现可为完全正常、冠脉痉挛或血栓栓塞。目前公认有两种因素共同参与，即嗜酸性粒细胞浸润冠脉引起血管炎，或炎性细胞因子诱发冠脉痉挛。本例患者可能是在血管炎或冠脉痉挛基础上出现血栓，表现为急性心肌梗死。

心脏受累是影响 CSS 患者预后的主要因素，特别强调早期诊断和早期治疗。除了详细的采集病史和体格检查，心电图、肌钙蛋白、B 型脑钠肽、超声心动图等常规检查，心脏磁共振对坏死性血管炎心脏受累的早期诊断价值不容忽视。文献报道心脏磁共振可发现 CSS 患者心肌坏死、心肌收缩功能减低、节段性室壁运动障碍、心包积液，但并不提示冠脉形态变化。

治疗包括两个方面，一是针对原发病的治疗，以避免心肌细胞坏死、纤维化等不可逆损害。对合并冠脉受累者，单纯介入治疗不能减少冠脉痉挛的发生，建议积极应用免疫抑制剂如环磷酰胺等，以降低死亡率。国外报道数篇类似的 CSS 个案，患者在发生急性冠脉综合征后接受激素冲击及足量激素序贯治疗，但仍反复发生血栓事件，甚至心源性休克，激素联合免疫抑制剂治疗后病情得以控制，病变血管再通。二是针对心脏表现的治疗，如对心力衰竭、心肌梗死患者给予积极抗心衰治疗，控制心率，血管紧张素转换酶抑制剂延缓心室重构，借鉴冠心病心肌梗死治疗给予降脂、抗血小板治疗；对严重瓣膜病变出现重度反流者考虑手术换瓣。

（刘金晶　费允云）

专家点评

曾小峰医师：系统性血管炎最常受累的部位为皮肤、肾脏、肺、神经系统及眼耳鼻喉。但系统性血管炎受累部位中最易忽略的是心血管系统，尤其是心肌梗死。实际上心肌梗死是系统性血管炎的一个特殊临床表现，川崎病、CSS、结节性多动脉炎、韦格纳肉芽肿等均有许多报道。从本例病例中我们可以得到不明原因的心梗患者应除外血管炎的可能这样一个经验教训。

病例7　侵蚀性多关节炎—红色结节样皮疹—胸腔积液

病例摘要

患者女性，33岁，因“多关节肿痛20个月，皮疹14个月，憋气20余天”于2003年6月25日入院。患者2001年11月初出现多关节肿痛，活动受限，主要累及双手远端指间关节（DIP）、近端指间关节（PIP）、掌指关节（MCP）、双膝关节和双肩关节，伴晨僵（>30分钟），外院查类风湿因子（RF）阴性，拟诊为类风湿关节炎（RA），服中药治疗无效。2002年4月患者额部、双侧耳后皮肤出现米粒大小红色结节。9月初开始发热，最高体温38.8℃，无其他伴随症状，抗感染治疗无效，曾应用糖皮质激素（地塞米松5~10mg/d）、尼美舒利（100mg 2次/天）后体温正常，但停药后仍发热；皮疹及关节肿痛无好转。2003年3月初接受中草药熏蒸，双手及双膝关节肿胀逐渐减轻，体温降至37.6℃左右，但皮疹增多，面部、胸背部及臀部皮肤出现红色结节。患者6月初出现胸闷、憋气、声嘶和吞咽困难。外院X线检查示双侧胸腔积液；皮肤活检病理符合全身性发疹性组织细胞瘤。发病以来，患者无口干、眼干，无口腔及外阴溃疡，无脱发、雷诺现象、肌痛和肌无力；近半年体重下降10kg。个人史及家族史无特殊。

体格检查：生命体征平稳。面部及四肢皮肤散在淡红色直径0.2cm左右结节样皮疹；耳郭、耳后及颈后皮肤密集分布高出皮面、压之不褪色、红色结节状皮疹（图7-1）；双侧颊黏膜及上腭分布淡红色或肉色结节，无溃疡；上胸部呈V形分布皮肤发红，其间有散在红色丘疹，右侧背部有16cm×17cm皮肤肿胀，发紫，无压痛；臀部密集分布鹅卵石样排列的质软皮疹。全身浅表淋巴结未及增大。双下肺叩诊呈浊音，听诊呼吸音粗，双肺底闻及细湿啰音；心界不大，心律齐，未闻及病理性杂音。全腹软，无压痛，肝肋下3cm，质软，轻压痛，脾肋下未触及，无移动性浊音。双手指呈天鹅颈样畸形，双手PIP、DIP、腕、膝和踝关节肿（++），压痛（+）；双腕背侧各有一直径3cm囊肿，双踝各有一直径4cm囊肿，双腕和膝关节活动受限，浮髌试验阴性。双下肢轻度可凹性水肿。

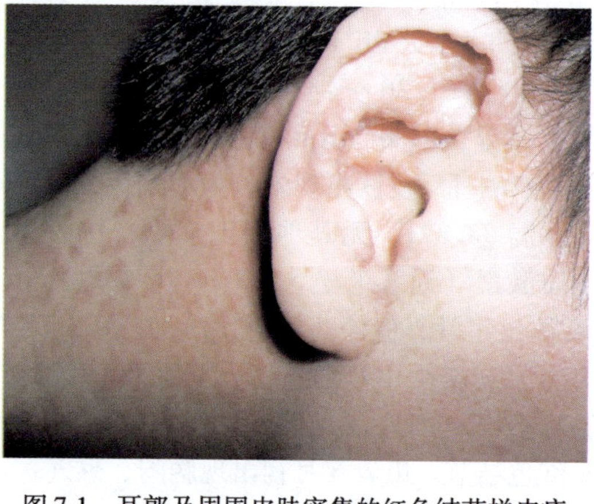

图7-1 耳郭及周围皮肤密集的红色结节样皮疹

辅助检查：血常规：白细胞 $8.39 \times 10^9/L$、血红蛋白100g/L、血小板 $449 \times 10^9/L$；尿常规正常；大便潜血阴性。血生化：白蛋白27.8g/L，转氨酶、胆红素、肌酐、血糖、血脂及电解质正常。红细胞沉降率15mm/1h；PPD阴性。抗核抗体

(ANA)(+)S≤1∶80，抗双链DNA及抗可溶性核抗原抗体阴性；抗中性粒细胞胞质抗体及抗心磷脂抗体阴性；RF、抗核周因子抗体（APF）及抗角蛋白抗体（AKA）均阴性。骨显像示全身大小关节放射性对称性增高；X线片示双腕关节、膝关节和踝关节软组织肿胀，双侧$DIP_{1\sim4}$、$PIP_{1\sim5}$、$MCP_{1\sim2}$及双腕关节关节面穿凿样骨质破坏（图7-2）。腹部B超示脾大。行胸腔穿刺术，右侧胸液为黄色，白细胞数160×10^{6}/L，单核0.96，黎氏反应（+），总蛋白（TP）32.3g/L，腺苷脱氨酶（ADA）4.3U/L；左侧胸液呈血性，白细胞数1100×10^{6}/L，单核0.80，黎氏反应（+），比重1.019，TP 29.7g/L，ADA 6.8U/L。纤维支气管镜检查于声带后方可见圆形肿物，气管及左右支气管内可见毛细血管扩张和多个隆起结节；活检病理示假复层纤毛柱状上皮黏膜慢性炎。皮肤活检病理：真皮内见大量多核巨细胞，胞质呈磨玻璃样（图7-3）；免疫组化示CD68（+）、CD45RA（-）、CD45RO（-）。

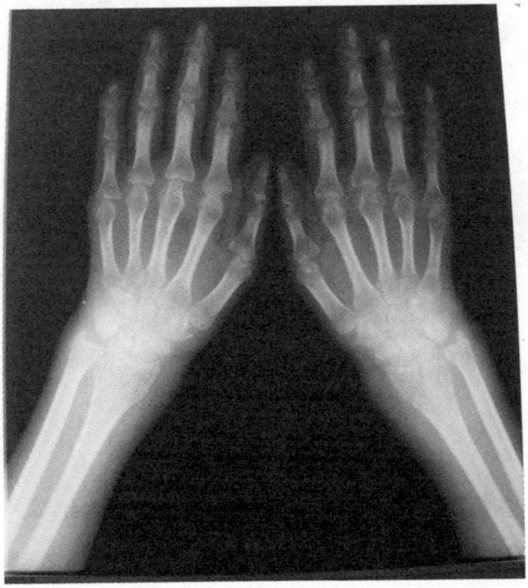

图7-2 X线示双手多关节穿凿样骨侵蚀

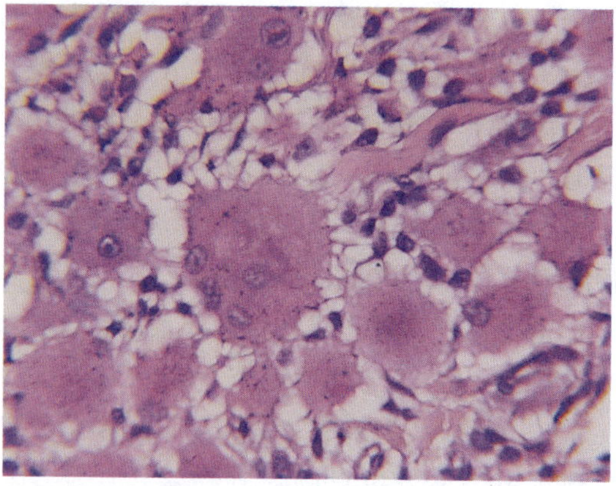

图 7-3 皮肤结节病理示单核组织细胞和多核巨细胞

诊治经过：结合患者临床表现、关节 X 线片改变及皮肤病理特点，诊断为多中心性网状组织细胞增生症（MR）。予泼尼松（50mg/d）+环磷酰胺（CTX）（0.4g/w iv）+甲氨蝶呤（MTX）（10mg/w）联合治疗。患者颈胸部及背部皮肤红明显消退，吞咽困难好转。经胸腔持续引流胸液量明显减少，胸部 CT 示右下肺团块影，CT 引导下肺穿刺活检病理示少许增生的纤维组织及肺组织显慢性炎。经治疗 1 个月患者双侧胸腔积液消失，但出现右拇指指间关节脱位，腱鞘囊肿增多、增大，关节活动受限改善不明显。

诊断：多中心性网状组织细胞增生症

分析与讨论

本例特点：①患者为青年女性，起病隐匿，慢性病程，逐渐进展。②侵蚀性多关节炎是其突出临床特点之一，表现为对称性多关节肿痛，伴晨僵及关节周围腱鞘囊肿，以手小关节(DIP、PIP、MCP)、腕、踝及膝关节受累为主；X线片示穿凿样骨破坏。③皮肤黏膜有鹅卵石或珊瑚珠样结节是其另一临床特点，主要位于耳、颈、胸背部和双上肢皮肤以及口腔黏膜。④双侧胸腔积液、肺部团块影及气管－支气管内结节样病变。⑤皮肤病理符合多中心性网状组织细胞增生症。依据患者皮肤特殊表现及病理提示，合并多关节病变，诊断MR明确。

MR是一种罕见、病因不清的系统性疾病，特征性病变为组织细胞和多核巨细胞浸润，主要累及皮肤、黏膜和关节。MR以女性多见（60%~75%），通常40岁左右发病。MR通常起病隐匿，以多关节炎起病占50%，皮损起病为25%，两者同时发病占25%。文献报道MR可合并恶性肿瘤（15%~28%）、高脂血症（30%~58%）、自身免疫疾病（6%~7%）、妊娠和结核病。

关节病变是MR的主要临床特点之一，表现为弥漫性、对称性、进展性、毁损性多关节炎，全身任何关节均可能受累，常常被累及的关节是手远端指间关节（DIP)、近端指间关节(PIP)、肩、腕、膝、髋、肘、踝和足小关节。指间关节受累可引起手风琴样或望远镜样手畸形。X线片表现为边界清楚的关节缘侵蚀，并发展为整个关节面，从而引起关节间隙增宽、软骨丧失、软骨下骨吸收，但很少有关节周围骨质疏松和新骨形成。本例患者的双手近端、远端指间关节、掌指关节及双足跗骨间关节均有边界清楚的关节缘侵蚀。临床上必须与其他原因的侵蚀性多关节炎鉴别，如RA、银屑病关节炎（PsA）、侵蚀性骨关节炎（EOA）、痛风等。RA常累及PIP和MCP关节，DIP较少受累，X线片提示关节端有骨质疏松及关节间隙变窄；本例患者血清APF、AKA及RF均阴性，关节受累范围广且伴DIP破坏，不符合RA表现。另外患者DIP关节破坏明显，需要想到PsA，X线片可有关节面侵蚀和笔套征象，但PsA多为非对称性多关节受累，X线片提示肌腱端和骨膜骨形成、关节内骨强直。该患者无银屑病样皮损，不伴有指甲病变，故也不支持PsA诊断。患者关节软骨缘破坏，骨质呈凿孔样缺损，与慢性痛风性关节炎相似，但痛风性关节炎为非对称性，软组织肿胀明显，以第一跖趾关节多见，痛风性关节炎不能解释患者多关节炎及皮肤病变，所以可排除。

MR的皮肤病变通常是非对称性的、不连续、质硬、粉红色至棕色或紫色半球形丘疹和结节。皮损最常位于面部和手，面部主要分布于耳、鼻翼和头皮；手部位于手指背面和两侧，甲周皮损呈“珊瑚珠样”；颈、胸和上肢皮肤也常受累，但腹部、下肢皮损较少。严重时面部多个皮肤结节和鼻、耳软骨破坏可引起狮样面容。半数患者有唇、舌、颊黏膜、鼻中隔、牙龈受累。此患者口腔黏膜、耳、颈、胸背部和双上肢都分布有典型皮肤结节。

全身症状有发热、乏力和体重减轻，少数患者轻度贫血、红细胞沉降率增快和黄色瘤，在组织活检和尸检中多种器官可见到典型病理改变。

确诊MR依据皮肤结节或滑膜组织特征的组织病理改变，光镜下主要为大量单核组织细胞和吞噬异物多核巨细胞（直径50～100μm），其胞质呈嗜酸性细颗粒或磨玻璃样改变，细胞核呈囊状，核膜明显。在病变早期多核巨细胞较少而更多是嗜酸粒细胞、淋巴细胞和组织细胞，随着病变发展，巨核细胞数量增加。组织化学研究发现组织细胞和巨细胞包含有多糖及中性脂肪成分。电镜证实胞质内有大量溶酶体。免疫化学染色发现CD68阳性，提示单核组织细胞和多核巨细胞来源于单核-巨噬系统。

MR合并肿瘤较多，Snow JL等复习文献发现133例MR中33例合并肿瘤（25%），分别是血液系统肿瘤（5例）、乳腺癌（5例）、胃癌（4例）、宫颈癌（3例）、胸膜恶性肿瘤（3例）、肺癌（3例）、卵巢癌（2例）、结肠癌（2例）、黑色素瘤（2例）、胰腺癌（1例）和部位不清恶性肿瘤（3例）。但目前不认为MR是一种副癌综合征，一是没有一致的肿瘤，且皮肤和关节病变不受肿瘤切除的影响；二是绝大多数MR在肿瘤之前出现。

除关节炎和皮肤黏膜结节外，胸腔积液是本例患者的另一突出表现。胸腔积液检查提示为渗出液，其原因考虑有以下可能：①结核杆菌感染：患者有应用皮质激素病史，临床上长期低热，一侧胸液为血性，结核要考虑；但患者无其他中毒症状，PPD阴性，胸液ADA正常，多次找结核杆菌阴性，且患者未接受抗结核治疗，胸液明显减少，故不支持结核性胸膜炎。②合并恶性肿瘤：如前所述，MR常合并肿瘤，本例存在大量胸腔积液，CT也发现右肺肿块影，应考虑有无肺癌或胸膜间皮瘤，但多次胸液找瘤细胞均阴性，肺部肿块穿刺活检病理未发现瘤细胞，随着治疗胸液逐渐吸收，肿瘤可能性较小。③MR是一系统性疾病，文献报道少数患者出现肺部受累和胸腔积液、心包炎和心功能衰竭、唾液腺肿大等。本例患者经CTX + MTX + 泼尼松治疗，双侧胸液的量明显减少，故推测胸液可能与MR侵及胸膜有关；患者肺部团块影和支气管隆起结节病理相似，可能与皮肤结节、喉部肿块一样，与组织细胞浸润有关。

MR临床上较罕见，其病因不清，疾病呈波动性和自发性缓解，很难评估不同药物的疗效，经常有关节或皮肤或面部畸形后遗症，因此主要是经验性治疗。文献中疗效较好的药物主要是糖皮质激素（泼尼松）、免疫抑制剂或细胞毒类药物（甲氨蝶呤、环磷酰胺、苯丁酸氮芥和环孢菌素等），近年来抗TNF-α制剂和阿仑膦酸已成功试用于MR。Liang GC等提出以下治疗方案：甲氨蝶呤（MTX）15～25mg/w，泼尼松开始0.5～1.0mg/(kg·d)，逐渐减量，建议在3～4个月内减完；假如患者不能耐受MTX或缓解不明显，应用环磷酰胺（CTX）1.0～2mg/(kg·d)代替或加用小剂量CTX 0.5～1.0mg/（kg·d）；如CTX不能耐受，换用苯丁酸氮芥0.03～0.3mg/（kg·d）。该患者应用泼尼松1mg/（kg·d）+CTX+MTX治疗后，随诊2年，皮肤结节缩小，背部皮肤肿胀完全消退，胸腔积液完全吸收且未复发，无新发关节肿痛，但既往受累关节改善不明显，说明泼尼松+免疫抑制剂治疗短期内对皮肤及关节外系统损害是有效的，但能否长期缓解需进一步随诊。

（吴庆军　张　文）

专家点评

苏金梅医师：关节炎、皮疹是我们临床工作中常见的临床症状，除了常见的疾病外，需注意少见病的鉴别，这主要依靠组织病理学的帮助。多中心性网状组织细胞增生症是少见病例，通过此例患者我们对这个疾病有了深入的了解，值得学习。

病例 8　干扰素诱发狼疮样综合征

病例摘要

患者女性，17 岁。2007 年 9 月发现乙型肝炎，HBV-DNA 5.397×10^6，予以干扰素（IFN-α）2×10^6U，隔日 1 次治疗 10 个月，5×10^6U，隔日 1 次 ×2 个月。2008 年 12 月 20 日患者出现发热、尿量减少，PLT 29×10^9/L，24 小时尿蛋白 1.134g，血清 Cr 383μmol/L，ANA 均质型 1∶320，抗 dsDNA、抗 ENA 阴性，肾穿刺为血栓性微血管病（TMA）（图 8-1），诊断为系统性红斑狼疮（SLE）。予以甲基泼尼松龙（MP）80mg 1/d ×14d，后减为泼尼松 60mg 1/d。患者体温、PLT、血 Cr 恢复正常，尿蛋白减少。

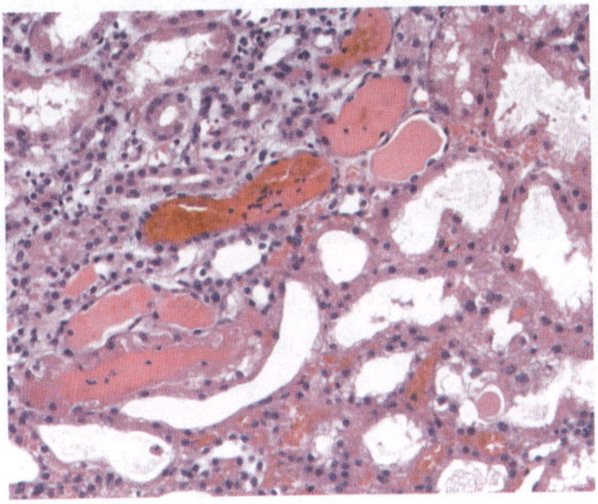

图 8-1　肾脏病理：可见肾脏内微血管血栓形成（HE 染色，光镜 ×200）

2009 年 1 月 22 日突发癫痫，约 1 分钟后缓解，之后共发作 4 次，2009 年 2 月 21 日再次出现癫痫发作，共 7 次，血压升高达 180/110mmHg，同时出现双眼失明，查眼底未见异常，头 MRI 显示双侧额、颞、顶、枕叶皮层及双侧基底节区多发异常信号（图 8-2），考虑狼疮脑病。2009 年 2 月 27 日开始 MP 1g/d×2d、0.5g/d×3d 冲击治疗，后减量，泼尼松 40mg/d 维持，并予以 CTX 0.4g 治疗。

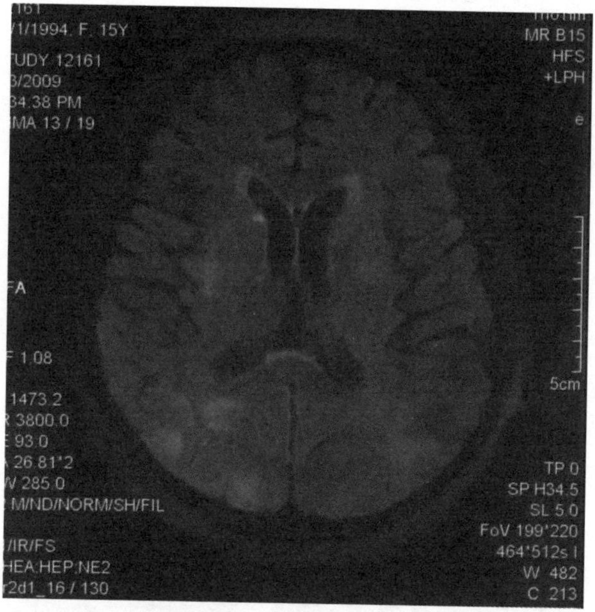

图 8-2 头部 MRI：可见双侧额、颞、顶、枕叶皮层及双侧基底节区内多发异常信号

2009 年 4 月 17 日就诊于我院，患者反应迟钝，计算力下降，双上肢可见网状青斑（图 8-3），双眼视力下降，左侧视野

缺失。尿常规、肝功能、肾功能正常，ANA 均质型 1∶160、抗dsDNA、抗中性粒细胞胞质抗体、抗磷脂抗体阴性。脑脊液压力 217mmH_2O，余正常。眼科检查：眼底正常；双眼下方视野缺损。神经科会诊考虑可逆性后部脑病综合征（PRES）。经多科讨论患者发热、皮疹、血细胞减少、肾脏病变、神经系统病变、ANA 异常均为 IFN-α 引起。泼尼松规律减量，停用 CTX（共累积 4g），继续抗癫痫治疗，同时予以拉米夫定治疗乙型肝炎。

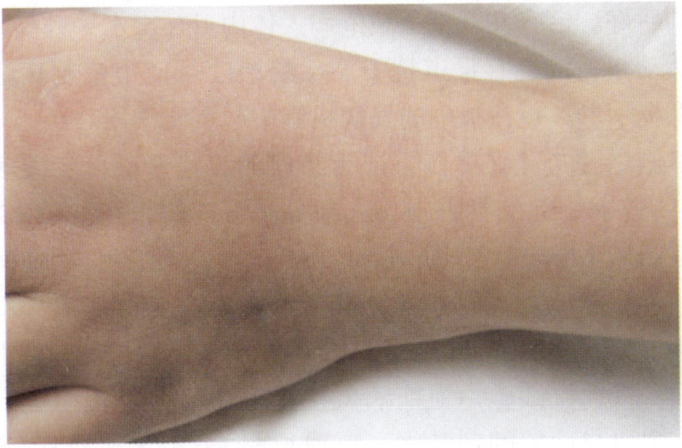

图 8-3 手部可见网状青斑

分析与讨论

IFN 是机体感染病毒后产生的细胞因子。IFN-α 是一个亚型，具有抗增殖、免疫调节的作用，广泛应用于治疗肝炎等疾病。10%～25% 病人应用后出现不良反应。Fattovich 等分析了 11 241例因慢性肝炎接受 IFN-α 治疗的病人，发现肝外表现发生率为 1.2%，有甲状腺疾病、自身免疫病等，大部分可逆。出现肝外表现的病人 68% 接受了中等或大剂量的（$>200\times10^6$）治疗，80% 治疗超过 16 周，提示不良反应的出现和剂量、疗程相关。

本例患者有血细胞减少、肾脏损害、神经系统损害、ANA 阳性符合 SLE 的诊断。而 IFN-α 可诱发狼疮样综合征，发生率为 0.15%～0.7%。Wilson 报道了 14 例 IFN-α 治疗中诱发的 SLE，大部分表现为发热、关节炎、浆膜炎等。所有病例都有 ANA 阳性，大部分抗 dsDNA 阳性。临床表现同原发的疾病，停药后预后好。已有文献报道狼疮病人体内 IFN-α 水平升高，并与狼疮活动相关，也有报道抗 IFN-α 的治疗可使狼疮临床症状缓解，都提示 IFN-α 在狼疮的发病机制中起重要作用。

本例患者的肾脏损伤不同于经典的狼疮肾炎，主要表现为 TMA。IFN-α 引起的肾脏损伤大部分是可逆的。15%～20% 病人出现蛋白尿、5%～10% 病人 Cr 升高。可出现多种肾脏病理改变，如局灶性节段性肾小球硬化症、微小病变肾病等。Zuber J 等回顾了 29 例 IFN-α 导致的 TMA，26 例为慢性粒细胞白血病病人，提示慢性粒细胞白血病病人接受 IFN 治疗过程中更易出现 TMA，主要与治疗的剂量大、疗程长相关。IFN-α 导致 TMA 的发病机制可能有：IFN 诱导产生抗磷脂抗体、抗内皮细胞抗体，它们都可损伤肾脏血管内皮细胞；白细胞和血小板活性上调，增加与血管内皮细胞的相互作用；诱导凋亡损伤微血管内皮，损伤与剂量相关。

本例患者的脑部损伤也具有特异性，表现为可逆性后部脑病综合征（PRES）。目前引起 PRES 的病因不明，有以下两个观点：第一，高灌注学说：主要与血压升高有关，血压急剧升高到一定程度时，血脑屏障受损，大分子物质渗入间质内，形成血管源性水肿。Hinchey 报道的 15 例病人中有 13 例出现血压升高，其中 2 例是 SLE 合并高血压脑病，支持这一观点，本例患者病史中也出现了高血压，也符合这一假说。第二，血管内皮损伤：上文已经提到 IFN-α 可以损伤血管内皮、释放血管内皮素等，提高毛细血管通透性，从而产生脑水肿。

总之，IFN-α 的治疗可出现多系统损害，临床表现与 SLE 相似，我们报道的此例患者临床表现较重，肾脏表现为 TMA、神经系统表现为 PRES，与剂量大、疗程长可能相关，停药后恢复好。在应用 IFN-α 治疗过程中，应警惕诱发自身免疫病的可能，同时，风湿免疫科医师在诊治 SLE 时，也应注意是否有应用 IFN-α 的病史，以鉴别狼疮样综合征。

（苏金梅　苟丽娟　张　文　唐福林）

专家点评

张文医师：近年来，IFN-α 在 SLE 发病中所起的作用日益受到重视。以下几方面证明了 IFN-α 与 SLE 发病相关：①SLE 患者体内 IFN-α 增高，与疾病活动和抗 dsDNA 抗体效价呈正相关。②将狼疮易感小鼠暴露于 IFN-α 中，其肾脏病变提前出现。③IFN-α 治疗的肿瘤或病毒感染患者中 0.15%～0.7% 出现 SLE 样临床表现。④IFN-α 转基因小鼠出现抗 dsDNA 抗体、循环免疫复合物以及 SLE 样表现。

读了这篇病例报道，我们非常深刻地认识到注射 IFN-α 可导致患者出现 SLE 样症状。经治医师在认真询问既往乙肝病史以及其治疗过程后及时给患者做出了正确诊断，确定了仅用激素而停止环磷酰胺的治疗方案，并调整了治疗乙型肝炎的药物，使患者得以恢复。本文还对患者肾脏病变的特殊病理类型进行了讨论，使我们受益匪浅，值得一读。

病例9 黏液脓血便—腰背痛

病例摘要

患者女性，44岁，主因“反复黏液脓血便5年，腰背痛4年，加重4个月”入院。患者5年前无诱因出现黏液脓血便，每日数十次，每次50~60ml，伴腹痛及里急后重感，结肠镜示“黏膜急慢性炎症伴糜烂、隐窝脓肿”，结肠黏膜活检病理示“炎性细胞浸润、局灶腺体呈不典型增生”，诊断为“溃疡性结肠炎（UC）”，予口服泼尼松5mg/d及美沙拉嗪1g，4次/天，药物灌肠（不详）治疗1年。患者仍间断腹泻，并逐渐出现腰骶部疼痛，夜间影响睡眠，疼痛休息后不缓解，活动后可缓解，伴晨僵及腰部活动受限。近4个月患者腹泻加重，多为稀水样便，间断有脓血便，每日5~6次，体重下降5kg，同时出现双侧腰骶部疼痛及双侧臀区交替性疼痛加重，伴右膝、踝及左踝关节红肿热痛、晨僵、活动受限。门诊查血常规：WBC 6.74×10^9/L、Hb 110g/L、PLT 472×10^9/L；ESR 92mm/1h，C反应蛋白（CRP）>10mg/L；类风湿因子（-）；骶髂关节CT示双侧骶髂关节模糊、狭窄伴关节面下虫蚀样改变；结肠镜示黏膜糜烂。患者否认发热、足跟痛、眼部不适症状，近4个月体重下降5kg。既往否认银屑病、尿道炎、宫颈炎史。入院查体：体温37℃，脉搏80次/分，呼吸20次/分，血压111/80mmHg，体重40kg。心肺腹查体未见明显异常，脊柱无前屈或侧弯畸形，枕墙距1.0cm，胸廓扩张度3cm，腰椎各向活动受限，Schober试验(+)，双侧骶髂关节压痛，双侧4字试验(+)，双侧坐骨结节压痛，右膝及双踝关节肿胀、压痛、皮温增高、活动受限。入院诊断：溃疡性结肠炎、肠病性关节炎。诊疗经过：采用Mayo Clinic评分系统评估UC疾病活动度，同时采用Bath强直性脊柱炎（Ankylosing spondylitis，AS）病情评估量表，包括疾病活动量表（BASDAI）、功能状态量表（BASFI）、测量指数（BASMI）和整体评估量表（BASG）评估中轴关节的炎症活动度和功能状态，患者UC和中轴关节的评分均较高，提示病情活动而严重。因患者病情既往对糖皮质激素和柳氮磺吡啶反应较差，且中轴关节炎症和功能障碍表现严重，入院后加用甲氨蝶呤10mg/w及英夫利昔单抗（200毫克/次，分别于第0、2、6及14周静脉输注4次），患者关节疼痛及晨僵明显缓解，ESR及CRP明显下降(图9-1)，脊柱关节炎的病情活动性评分和功能评分改善（图9-2)，大便性状曾一度好转，为成形软便，2~3次/天，但英夫利昔单抗治疗间隔延长至每8周一次时（第14周）后患者再次出现黏液血便，5~6次/天，Mayo Clinic评分增高（图9-2)，遂将用药间隔缩短至6周后，症状又有所缓解。

分析与讨论

肿瘤坏死因子α（TNF-α）参与多种自身免疫性疾病如类风湿关节炎、强直性脊柱炎、克罗恩病等的发病机制，英夫利昔单抗是人鼠嵌合型TNF-α单克隆抗体，目前已被多个临床试验研究证实有效，并为多国临床指南批准用于治疗上述疾病。溃疡性结肠炎（ulcerative colitis，UC）与克罗恩病的发病机制存在

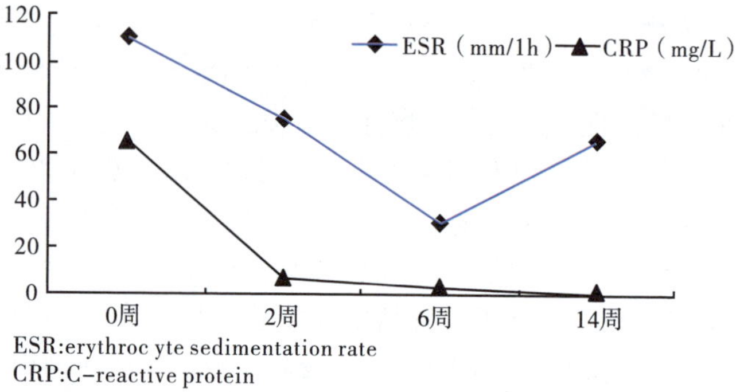

图 9-1　ESR 及 CRP 变化情况

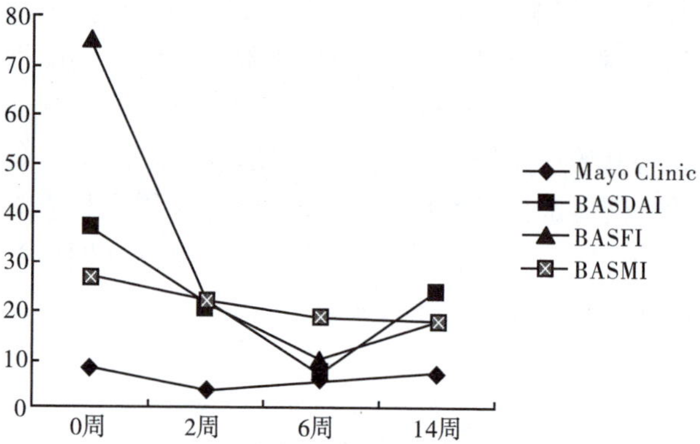

图 9-2　综合病情评分变化情况

差异，后者被认为主要是 1 型 T 辅助细胞的免疫反应所致，而前者主要是 2 型 T 辅助细胞参与结肠黏膜免疫反应，所以 TNF-α 在 UC 发病机制中的地位不及克罗恩病。然而也有研究表明 TNF-α 在 UC 患者的血液、结肠组织和粪便中的浓度升高，与 UC 的疾病进程相关，故而将 TNF-α 作为治疗靶点可有效缓解

UC 的病情。两项随机双盲对照的大型临床试验证实英夫利昔单抗可有效治疗中重度活动性 UC，与安慰剂组相比，患者在接受英夫利西单抗治疗的第 8 周即可达到临床缓解标准，且在第 0、2、6 周接受英夫利西单抗治疗之后每 8 周治疗一次，在第 30 周和 54 周能达到更好的临床疗效。两项研究的结果还显示英夫利昔单抗可有效治疗对传统治疗方案不敏感的活动性 UC。因此美国和欧洲已批准英夫利昔单抗用于治疗中重度活动性 UC，而目前国内尚缺乏英夫利昔单抗治疗 UC 的报道。

本例患者诊断 UC 伴中轴型肠病性关节炎，反复应用糖皮质激素、非甾体抗炎药物及 5-氨基水杨酸等治疗效果不理想，故具备使用英夫利昔单抗的指征。患者应用英夫利昔单抗治疗后，关节肿痛及晨僵症状明显缓解，炎症指标随之明显下降，反映脊柱关节病活动性和功能状态的客观评分（BASDAI、BASFI、BASMI 和 BASG）亦提示患者病情明显减轻，且可维持较长时间的临床缓解；同时患者在接受英夫利昔单抗治疗的初期，大便性状迅速恢复正常，Mayo Clinic 评分亦提示 UC 病情好转，说明英夫利昔单抗对于 UC 及其伴发的中轴型肠病性关节炎均有疗效。

值得一提的是尽管患者的脊柱关节病的得到较好地缓解，但在英夫利昔单抗治疗 14 周后出现 UC 病情的再次加重，其原因可能包括：①UC 发病机制的复杂性：UC 与克罗恩病的发病机制有所不同，除 TNF-α 外尚有许多其他炎症因子参与其中，故仅依赖高度特异的抗 TNF-α 单克隆抗体治疗 UC 可能是不够的。②药物剂量不足：克罗恩病及前述两项针对 UC 的临床试验中所应用的英夫利昔单抗剂量均为 5mg/kg，而本例患者所用剂量为 3mg/kg，故而推测英夫利昔单抗剂量偏小亦可能为病情控制欠佳的原因之一。③给药间隔过长：本例患者的用药时间为第 0、2、6、14 周，在起初 6 周应用英夫利昔单抗治疗疗效显著，但间隔不足8周患者即再次出现黏液脓血便，之后将给药间隔缩短至6周，病情再次得到控制。针对上述几种可能的原因，可考虑对于此类患者加大英夫利昔单抗的剂量并缩短给药间隔，同时适当增加免疫抑制剂的剂量，可能达到更好的临床疗效。

国内目前尚无英夫利昔单抗治疗UC合并中轴型肠病性关节炎的报道，该例的诊治过程提示英夫利昔单抗在改善脊柱关节病病情的同时，亦可能改善UC的病情，但可能需要加大用药剂量和缩短用药间隔。因此值得进一步设计更大规模的随机、双盲、安慰剂对照的临床试验进行验证。

（秦 岭 王 迁 费允云）

专家点评

赵岩、王迁医师：TNF-α拮抗剂对于脊柱关节病（SpA），尤其是中轴型SpA的治疗作用已经得到公认。不仅如此，由于发病机制类似，此类药物也被应用于类风湿关节炎、银屑病、贝赫切特综合征（白塞病）和炎性肠病。在炎性肠病中主要应用于克罗恩病，对于溃疡性结肠炎（UC）则资料较少，国外进行的两项设计良好的RCT研究结果显示，英夫利昔单抗对于难治性中重度UC有明确的疗效，在国内的应用尚处于初步尝试阶段。本例患者是一例肠病性关节炎患者，而且符合2009年ASAS新发表的中轴型SpA的诊断标准，传统治疗效果不佳，炎症表现突出，骶髂关节破坏肯定，因此有指征使用TNF-α拮抗剂。有趣的是该患者同时患有UC，在应用英夫利昔单抗治疗SpA的同时，UC的病情也得到了缓解。临床医师查阅相关文献，进行了可贵的尝试，并且有意识地在诊疗过程中分别针对SpA

和 UC 进行了详细的病情评估，提供了较为完整的临床资料。

值得注意的是，不论 SpA 还是 UC 在国外的临床研究资料中均提示英夫利昔单抗的治疗剂量应较大（以上 5mg/kg），给药间隔缩短（6 周），该患者后期出现病情反复可能与剂量不足和给药间隔过长有关，也不除外产生了针对英夫利昔单抗的抗体。当然，TNF-α 拮抗剂治疗 UC 的远期预后还需要更大样本和更长时间的观察。

病例10 发热—关节炎—漩涡状龟头炎—拇趾甲病变

病例摘要

患者男性，16岁，主因“反复发热、关节肿痛和龟头溃疡1年”于2009年9月第二次入院。患者2008年9月初进冷食后出现腹泻2次，水样便，无黏液和脓血，不伴发热和腹痛，自行好转。1周后出现发热，体温高峰达40℃，午后为著，伴畏寒、寒战；右踝关节肿痛，左肩和左膝关节痛，不肿，活动明显受限，关节压痛明显；龟头痛性浅溃疡，可见黄白色渗出物，伴尿频和尿痛；双眼结膜充血。查血常规示白细胞（WBC）$18.4\times10^9/L$，中性粒细胞分数（N）0.65，血红蛋白（Hb）138g/L，血小板（PLT）$320\times10^9/L$；红细胞沉降率（ESR）72mm/1h，C反应蛋白（CRP）36mg/L；人类白细胞抗原（HLA）-B_{27}阳性；类风湿因子（RF）与抗核抗体（ANA）阴性；血培养和清洁中段尿培养阴性。磁共振显像示左肱骨近端干骺端骨髓炎和盂肱关节滑膜炎。诊为“赖特综合征（Reiter syndrome）”，予泼尼松（50mg qd）、柳氮磺胺吡啶（SSZ 0.75～1g bid）及阿奇霉素治疗，患者体温降至正常，关节疼痛和肿胀减轻，尿频及尿痛好转，但龟头溃疡仍反复发作。此后泼尼松减量至30mg/d时再次出现右踝关节肿痛，伴活动受限；继续减量至5mg/d时出现发热，T 38℃，伴左肩、左膝及左肘关节疼痛，活动受限；双足拇趾趾甲增厚，甲周红肿。2008年12月第一次于我院住院诊治，查血 WBC $11.46 \times 10^9/L$，PLT $479 \times 10^9/L$；肝肾功能正常；ESR 68mm/1h、CRP 137mg/L；复查 $HLA\text{-}B_{27}$（+）；乙肝五项和抗丙型肝炎病毒抗体均阴性，结核菌素试验（PPD）阴性；胸部 X 线片未见异常。给予基因重组人Ⅱ型肿瘤坏死因子受体－抗体融合蛋白（rhTNFR：Fc，商品名：益赛普，25 毫克/次，每周 2 次，皮下注射）+ SSZ（1g bid）治疗。患者体温恢复正常，左肩、左膝及左肘关节疼痛和活动受限明显减轻，右踝关节肿痛好转，复查 ESR 28mm/1h，CRP 32.4mg/L。出院后益赛普减量并于 2009 年 3 月停用（25mg 皮下注射，每周 2 次共 4 周→每周 1 次共 2 周→每 2 周 1 次，共 4 周），患者再次出现不断加重的关节痛和活动受限，反复龟头溃疡，近 1 周出现畏寒、发热，体温高峰 38.8℃。为进一步诊治收入院。既往史、个人史和家族史无特殊。

体格检查：生命体征平稳，心肺及腹部查体未见异常。右踝关节肿和压痛阳性，双侧胸锁、左肩、左肘和左膝关节压痛阳性，不肿；双侧拇趾趾甲破坏严重、呈黑灰色，甲周红肿，伴触痛。

诊治经过：血 WBC $10.74 \times 10^9/L$，Hb 130g/L，PLT $404 \times 10^9/L$，尿常规及沉渣、便常规及潜血、肝肾功能正常；CH50 65.1U/ml，C3 1.79g/L，ESR 57mm/1h，CRP 117mg/L；结核菌干扰素释放试验（TB-SPOT）阴性；胸部、双膝、双肘、双肩及双踝关节 X 线片以及骶髂关节 CT 平扫均未见异常；胸锁关节 CT 示两侧锁骨胸骨端边缘毛糙。皮肤科会诊考虑患者拇趾趾甲改变与原发病有关。考虑“赖特综合征”复发，病情高度活动。9 月 14 日开始予益赛普（25mg 皮下注射，每周 2 次）+ SSZ（1g bid）+ 来氟米特（妥舒 10mg qd）联合治疗。患者体温恢复正常，各关节疼痛明显减轻，双拇趾趾甲病变也好转；复查 ESR 23mm/1h，CRP 29.6mg/L；患者病情好转出院。

随访经过：患者坚持益赛普+SSZ+LEF联合治疗，定期随诊，2010年1月将LEF加量至20mg/d；患者间断低热，仍有左膝关节痛、压痛及活动受限，反复发作龟头浅溃疡，双足拇趾趾甲病变仍活动，监测ESR（30~46）mm/1h，CRP（18~30）mg/L。2010年4月停用益赛普，应用英夫利昔单抗（类克，200mg静脉滴注，于0、2、6周，此后间隔8~10周应用），患者体温正常，关节痛缓解，双拇趾趾甲病变明显改善，龟头溃疡发作显著减少；监测ESR和CRP在正常范围。

抗肿瘤坏死因子α制剂治疗赖特综合征的疗效

	基线期（2009年9月）	益赛普治疗（至2010年4月）	类克治疗（至2011年6月）
治疗方案	SSZ 1g bid	SSZ 1g bid，LEF 10~20mg qd	SSZ 1g bid，LEF 20mg qd
发热	有（T 38.8℃）	间断（T 37.6℃）	无
关节炎	右踝关节肿痛伴压痛，双侧胸锁、左肩、左肘和左膝关节疼痛和压痛，不肿	左膝关节疼痛和压痛，不肿，影响行走	无
双足拇趾趾甲改变	严重破坏，呈灰黑色；甲周红斑伴触痛	明显减轻；仍反复趾甲增厚、脱失，无甲周红斑	显著好转：稍有增厚无反复脱失
龟头溃疡	反复发作，溃疡明显	反复发作，溃疡明显	偶有发作
红细胞沉降率（mm/1h）	57	23~46	<20
C反应蛋白（mg/L）	117	18~30	<10

注：SSZ：柳氮磺胺吡啶；LEF：来氟米特

分析与讨论

本例特点：①青少年男性，慢性迁延病程，反复发作。②主要临床表现：反复高热；外周非对称性寡关节炎，累及右踝、左膝和左肘关节；结膜炎；无菌性尿道炎和漩涡状龟头炎；双足拇趾趾甲病变（反复增厚、破坏和脱落，伴甲周红斑）。③发病前1周有饮食不洁及可疑腹泻史；无银屑病和强直性脊柱炎家族史。④血清非特异性炎症指标（WBC、PLT、ESR和CRP等）显著增高；HLA-B_{27}阳性；RF和ANA阴性；双侧骶髂关节CT未见明显异常。⑤单纯SSZ治疗效果差，联合抗TNF-α制剂（尤其是类克）治疗后病情缓解。患者具有典型尿道炎、结膜炎和关节炎三联征，伴有发热、漩涡状龟头炎和双足拇趾趾甲改变，诊断赖特综合征明确。

目前认为赖特综合征是具有关节炎、尿道炎和结膜炎三联征的反应性关节炎（reactive arthritis，ReA）；反应性关节炎是一种发生于某些特定部位（如肠道和泌尿生殖道）感染之后而出现的关节炎。因与HLA-B_{27}的相关性、关节受累的模式（非对称性，下肢关节为主）以及可能累及脊柱，被划归于脊柱关节炎的范畴。依据起病形式ReA分为性传播型和肠道型，本例患者无性接触病史，仅有饮食不洁和解水样便史，不伴发热、腹痛、黏液脓血便和里急后重等，未经抗感染治疗自行好转，故肠道侵袭性细菌感染证据不足。

ReA的临床表现包括全身症状（发热、大汗和乏力）；关节炎（急性、非对称性、单关节或寡关节炎，腊肠样趾/指，肌腱端病/附着点炎，骶髂关节炎或脊柱炎）；泌尿生殖道炎症（男性多为无菌性尿道炎、漩涡状龟头炎，女性可为膀胱炎和宫颈炎）；皮肤黏膜表现（溢脓性皮肤角化症、口腔溃疡和结节性红斑）；眼炎（结膜炎、角膜炎、虹膜炎等）；以及心脏主动脉病变等。本例患者突出临床表现为高热、外周非对称性寡关节炎和漩涡状龟头炎，病程中曾出现无菌性尿道炎和结膜炎，符合上述特点。赖特综合征临床经过不同，大部分患者关节炎持续数周至半年，少数患者仅有一次自限性关节炎发作，少数患者反复发作；本例患者病程达 2 年余，属于反复发作的慢性ReA。

目前 ReA 尚无特异性或根治性治疗方法，通常首选非甾体抗炎药以减轻关节肿胀和疼痛，改善关节功能。抗生素治疗有争议。糖皮质激素可外用治疗溢脓性皮肤角化症，关节腔内或局部注射可暂时改善关节炎和肌腱端病，不建议长期全身应用。慢作用抗风湿药主要用于关节炎持续 3 个月以上或出现关节破坏时，以柳氮磺胺吡啶（SSZ）应用最广泛。本例患者全身应用中等量糖皮质激素和 SSZ 仍不能控制病情加重，应属于难治性 ReA。

大量随机双盲对照临床研究（RCT）结果证实肿瘤坏死因子抑制剂治疗强直性脊柱炎、银屑病关节炎等脊柱关节炎的有效性和安全性；由于 ReA 较为少见，一些小样本的开放研究和病例报道表明 TNF 抑制剂治疗 ReA 可能有效，尚缺乏 RCT 证据。本例患者为慢性难治性病例，应用 SSZ + LEF + 重组Ⅱ型肿瘤坏死因子受体 - 抗体融合蛋白（益赛普）联合治疗后，发热、关节炎和拇趾趾甲病变明显改善，血清非特异性炎症指标显著下降，但是龟头浅溃疡仍反复发作；换用英夫利昔单抗（类克）治疗后患者病情基本达到并维持临床缓解，严密随访中未见感染等不良反应。

总之，本例患者的临床诊治经过提示，抗 TNF 制剂（尤其是英夫利昔单抗）对慢性难治性赖特综合征有很好的临床疗效，且较长期应用安全性良好。

（吴庆军）

专家点评

苏金梅医师：生物制剂由于疗效肯定、耐受性好在临床中得到越来越广泛的应用，但是由于价格昂贵，在一定程度上限制了生物制剂的使用，导致一部分患者难以维持治疗。临床中，提醒我们临床医师应综合考虑患者的情况，若不能使用生物制剂维持治疗，应及早加用慢作用药物。赖特综合征的大部分患者容易控制病情，少数为难治性，本文患者为典型的难治性赖特综合征。在疾病的急性期，需生物制剂和慢作用药联合应用方可控制病情。这是一例使用生物制剂治疗难治性赖特综合征有效的很好范例。

病例11 晚期慢性痛风

痛风是由于嘌呤代谢紊乱和/或尿酸排泄减少所引起的一种晶体性关节炎。临床可表现为高尿酸血症、反复发作的急性单关节炎、痛风石形成、痛风石性慢性关节炎，并可发生尿酸性肾病、尿酸性尿路结石等，严重者可导致关节致残、肾功能不全。痛风亦常合并高血压病、糖尿病、高脂血症、冠心病等代谢性疾病。随着生活水平的提高，痛风的发病率逐年增高。鉴于痛风临床表现较为典型及现代诊疗技术的提高，大多数病例均能得以早期诊断。临床上罕见重症痛风患者。

病例摘要

患者男性，40 岁。因“多关节红、肿、热、痛 15 年，双手、足畸形 9 年，加重 3 个月”于 2009 年 12 月入院。患者 15 年前劳累后出现双足第一跖趾关节处红、肿、热、痛，持续约 30 分钟后自行缓解。此后该症状间断发作，并逐渐累及双足其他跖趾关节、双踝、双膝、双肘、双手各关节，发作间期关节无异常。当地医院诊断为“痛风性关节炎”，间断予以地塞米松及藏药治疗，效果欠佳。9 年前患者双足第一跖趾关节于红、肿、热、痛后出现皮下结节，此后双足、双手、膝、肘及双上肢、小腿、耳郭、鼻梁、面部等处逐渐出现皮下结节，结节处时有破溃，流出石灰样物质，并逐渐出现手足关节畸形，当地医院予以青霉素及地塞米松治疗，关节肿痛症状可缓解。近3个月来，患者手足疼痛程度较前加重，不能行走，并间断出现发热，体温最高达41℃，伴畏寒、寒战，手足局部皮肤破溃，遂收入院。患者既往无烟酒嗜好，不食海鲜，少量食肉，不食动物内脏，无长期大量用药史，近二三年来自觉夜尿增多，约1500ml/夜。体格检查：BP 180/110mmHg，双手、双足肿胀变形，触痛（+），皮下多发质硬结节沉积，可见多处皮肤破溃，石灰样物质溢出，双下肢膝关节以下、双上臂、双侧耳郭、鼻根部及面部皮肤可见多发质硬结节（图11-1、图11-2、图11-3）。肝肋下3指，触痛（-），双肘关节屈曲运动正常，不能完全伸直，双腕、双踝及双足、双手各关节活动受限。入院后行相关脏器评估：①骨骼关节：X线片显示双手、双足诸骨多发骨质破坏，多发骨质密度减低区，伴周围软组织肿胀，多发钙化（图11-4、图11-5）。皮下结节吸取物进行偏振光显微镜检，可见双折光针状结晶。②肾脏：Cr 227μmol/L，BUN 29.83mmol/L。双肾B超：双肾实质回声不均，考虑弥漫性病变；双肾多个强

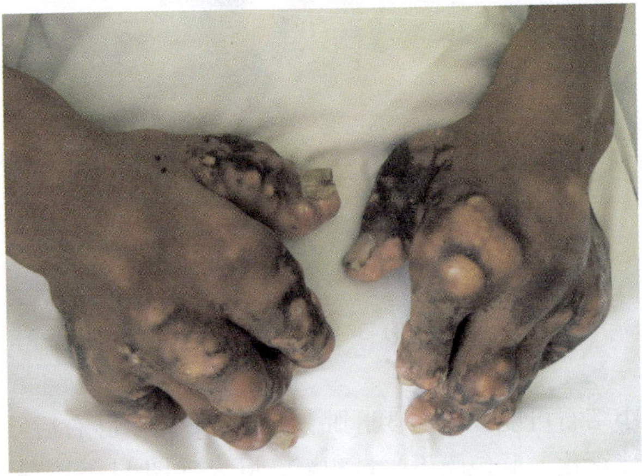

图11-1　双手痛风结节

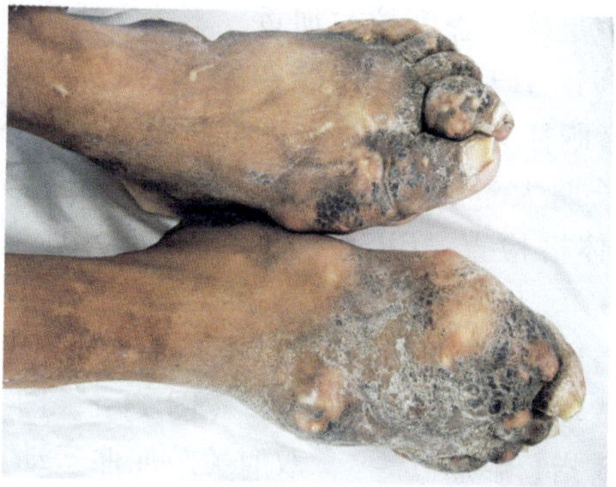

图 11-2　双足痛风结节（手术前）

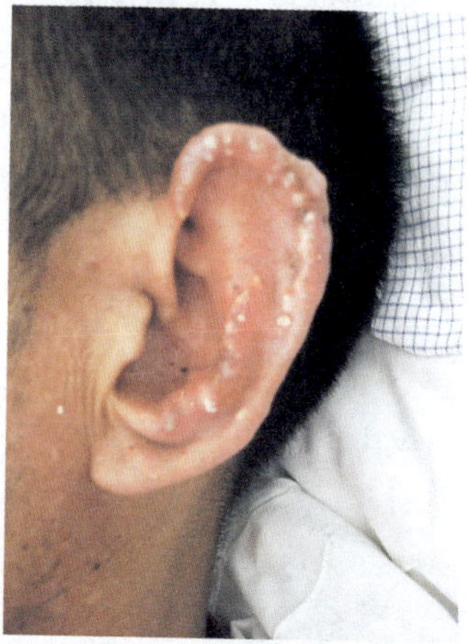

图 11-3　耳郭痛风石

回声，小结石可能性大。③肝脏：腹部 CT 提示肝右后叶低密度团块影伴钙化，肝包膜下少量积液，肝大（图 11-6）。超声造影提示肝内良性病变，考虑脓肿（图 11-7）。住院期间行 CT 引导下行肝脏病变穿刺术，病理提示（大体）质硬色灰白组织，（镜下）大片坏死组织（图11-8）。考虑患者诊断为慢性痛风、慢性肾功能不全、肝脓肿，予以镇痛抗炎及慢性肾功能不全的非透析治疗。同时与我院整形外科合作，行双足痛风结节剔除术，术后患者恢复良好，可站立行走（图11-9）。

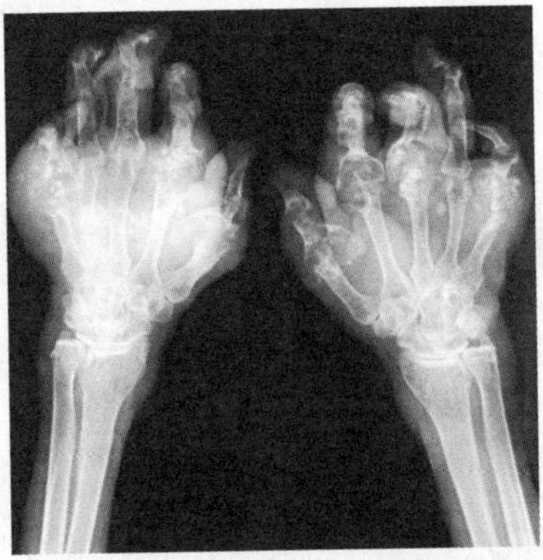

图11-4　双手X线片可见骨质破坏和钙化

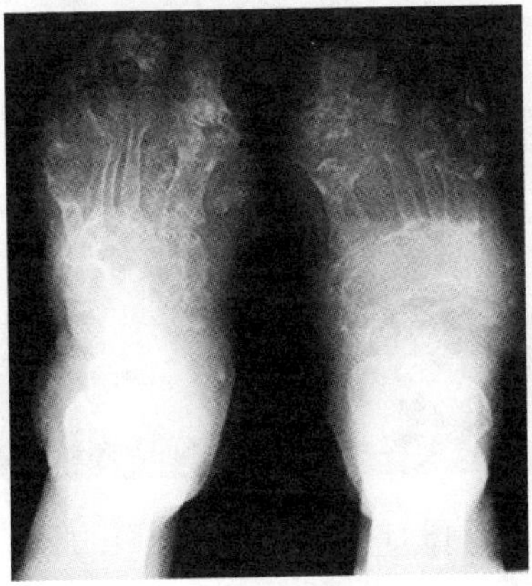

图11-5　双足X线片可见骨质破坏和钙化

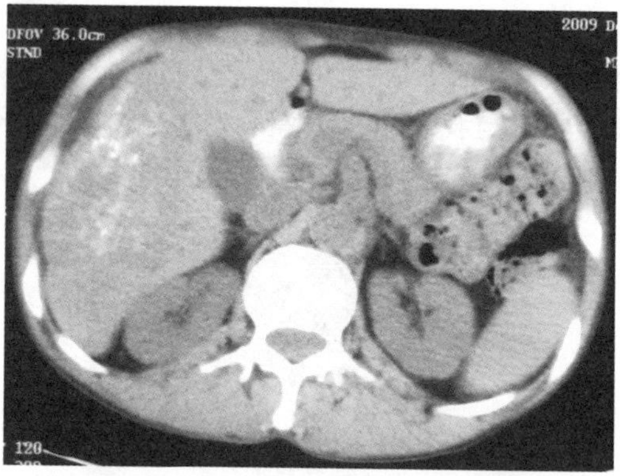

图 11-6 腹部 CT 可见肝内低密度影，内有钙化

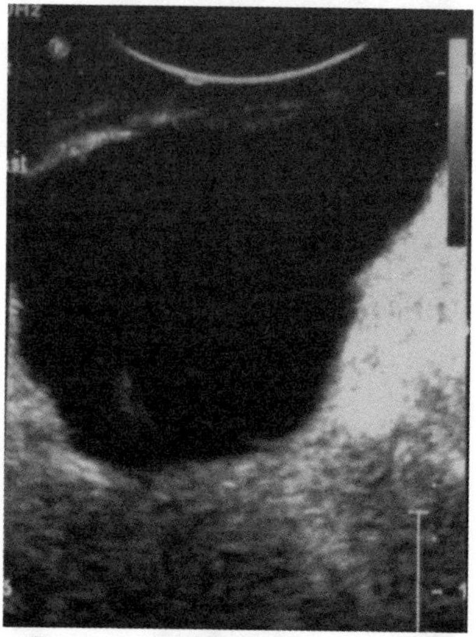

图 11-7 腹部超声造影：肝良性病变，脓肿可能

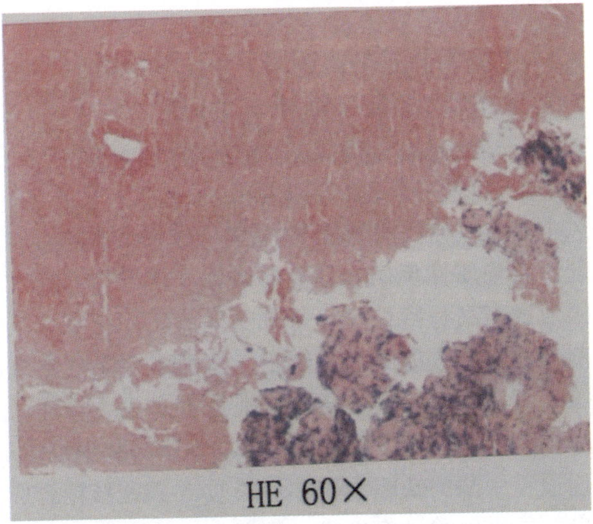

图 11-8　肝组织病理：可见大片坏死

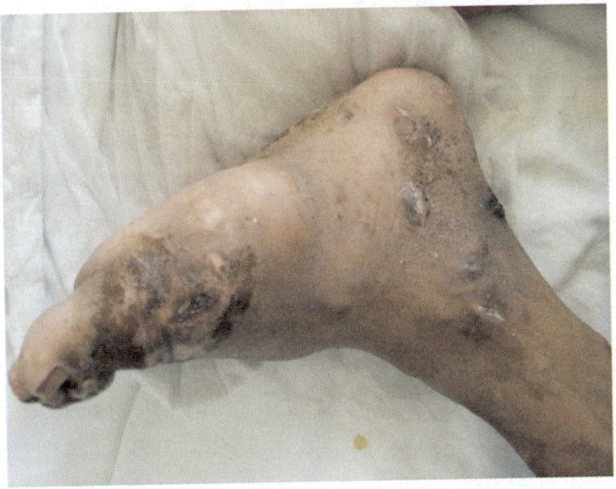

图 11-9　手术剔除痛风石，术后左足可站立行走

分析与讨论

痛风主要为嘌呤代谢紊乱和（或）尿酸排泄障碍所致血尿酸增高的一组异质性疾病，分为原发性和继发性。继发性痛风常见于摄入过多高嘌呤饮食，肾脏疾病或使用袢利尿剂、噻嗪类利尿剂等药物导致尿酸排泄减少，血液系统疾病导致尿酸生成过多等。原发性痛风多为肾脏排泄尿酸过少，目前认为主要是以肾小管重吸收能力过强所致，肾小管分泌减少也参与其中。尿酸代谢途径中酶的缺陷，如 1-焦磷酸-5-磷酸核糖合成酶活性增高等也可导致尿酸过度生成。我们收治的该例患者饮食结构正常，无长期用药及血液系统疾病等相关继发因素，缺乏继发性痛风的证据。患者起病时年龄较轻，是否存在尿酸代谢相关酶的缺陷需进一步的检测证实。

原发性痛风主要见于中老年男性及少数绝经后的妇女，男性发病率高达 95%。痛风的临床表现可分为如下几个阶段：①高尿酸血症期：研究认为 SLC2A9、ABCG2、SLC17A1、SLC22A11、SLC22A12、SLC16A9、GCKR、LRRC16A、PDZK1 9 个基因位点的变异与血尿酸水平相关。然而高尿酸血症患者仅有一部分发展为临床痛风，机制不清。故高尿酸血症并不是开始临床治疗的指征。②急性关节炎期：本例患者起病初为典型的急性痛风发作，表现为突发的第一跖趾关节的红、肿、热、剧痛。据统计，单关节炎中痛风占 15%～27%。典型的临床表现、对秋水仙碱治疗效果好有助于痛风的诊断。③痛风石及慢性关节炎期：上述两个阶段若得不到有效控制，随着患者病程延长，会逐渐出现痛风石在皮下、关节周围软组织、肌腱等处的沉积，并可造成骨、软骨的破坏及周围组织的纤维化及变性。通常为多关节受累，且多见于关节远端，但脊柱等中轴关节也可见痛风石的沉积。痛风石内容物在偏振光显微镜下检查可发现双折光现象的针形尿酸盐结晶。本文该例患者手足畸形严重，手术剔除皮下结节过程中见到受累肌腱的变性，预测手足关节功能已不可逆性丧失。对于如此晚期的痛风患者，借助外科手术矫正畸形并进行功能锻炼，对提高患者生活自理水平及社会心理健康帮助较大。目前认为，痛风的发病年龄越小、病程越长、血尿酸水平越高、关节炎发作越频繁、早期治疗效果越差，发生痛风石的概率越高，预后越差。本文该例患者起病年龄25岁，未进行正规的降尿酸治疗，病程6年时开始出现皮下结节，病程15年时已出现严重的手足关节畸形及功能的完全丧失。目前临床上如此严重的关节畸形患者少见，Kersley、Mandel等人与C. F. Hawkins、H. A. Ellis等报道两兄弟，他们均于年轻时起病（18岁），病情进展迅速，早期因痛风石的沉积而致残，故认为年轻人的痛风病情更为凶险。④内脏痛风：临床上最常见的受累器官为肾脏，尸检的阳性率为95%~100%，其特征性的组织学表现为慢性间质性肾炎。本文患者夜尿增多、血肌酐增高，已进入慢性肾功能衰竭期，且存在尿路结石，进一步加重了肾实质的损害。对于其他脏器受累，文献报道不多，C. F. Hawkins、H. A. Ellis等曾报道一例痛风石在肠黏膜沉积患者；Hench和Darnall等报道一例痛风石在心脏传导组织中的沉积而引起心脏骤停的病例，Pund等人在显微镜下发现尿酸盐结晶在心肌间质内沉积，Bunim等人在二尖瓣上发现痛风石的沉积；血液系统受累有巨细胞性贫血的报道，亦可见小细胞低色素性贫血及溶血性贫血的报道。⑤代谢综合征：高尿酸血症患者常伴有肥胖、冠心病、高脂血症、高血压、糖尿病等表现，其共同的病理生理基础为胰岛素抵抗。既往认为尿酸为嘌呤代谢的终产物，无生理学活性，近期研究认为尿酸可作为抗氧化物质、神经刺激剂、炎症反应及先天性免疫反应启动者，参与人体内各种代谢反应。文献报道，早期灵长类动物体内尿素酶的突变缺失导致体内尿酸水平高于其他哺乳类动物，因尿酸可刺激觅食反应，无意中在人类的直立行走、智力进化中起到重要的推动作用。而现代饮食结构的改变，高嘌呤饮食的增加，直接导致了代谢综合征的高发。一项大规模的研究认为高尿酸血症在致男性患者的动脉粥样硬化中起到积极的推动作用。本文该例患者血压增高明显，推测病因为痛风伴发的原发性高血压及继发性肾性高血压综合作用。

痛风是一个古老的疾病，但既往对其危害的认识不够。目前认为痛风为全身性代谢性疾病，积极控制高尿酸血症对预防尿酸盐在关节、内脏的沉积至关重要，可以延缓肾脏等脏器功能的衰竭及避免严重关节畸形。本文报道一例严重晚期痛风患者，较为少见，利于临床医师对痛风的认识，真正做到早期诊断、及时干预。

（金贝贝　苏金梅）

专家点评

史群医师：这是一例非常少见的晚期重症痛风患者。病程6年时，全身多部位出现痛风石，这标志着病情已进入了慢性期，此后仍未进行合理的降尿酸治疗。到病程15年时，双手双足多发骨质破坏，手足均畸形，并合并尿路结石、慢性肾功能不全，肝脓肿。

近年来，我国高尿酸血症及痛风的患病率直线上升，已成为常见病、多发病，但人们对痛风的危害认识不够，很多人在发病间歇期不治疗，平时也不监测血尿酸的水平，直到出现严重的合并症，往往已经不可逆转。本例患者的警示，痛风的合理治疗非常重要。

病例12 口眼干—恶心呕吐—血小板减少

病例摘要

患者女性，32岁，主因“口眼干4年，恶心呕吐，发现血小板降低5天”入院。患者自2006年起无诱因出现口眼干、乏力、左侧腮腺肿大，牙齿片状脱落，发热，T 39℃。外院查球蛋白增高，红细胞沉降率（ESR）26mm/1h，抗核抗体（ANA）（+）1∶1280，抗SSA、抗SSB抗体（+）；口腔科检查：唾液流率0.01ml/min，符合“口干燥症”，眼科检查符合“双眼干燥症”，诊为“原发性干燥综合征”（primary sjögren syndrome, pSS），予以泼尼松每天20mg及静脉环磷酰胺（累积8g）治疗，症状好转，泼尼松逐渐减量至2010年5月停药，并加用白芍总苷0.6g每日两次，仍感乏力。2010年10月18日患者无诱因出现恶心、呕吐胃内容物，双上肢散在出血点，伴有尿色变红，呈洗肉水样，无尿频、尿急、尿痛等症状，无发热。血常规：WBC 5.07×10^9/L，Hb 89g/L，PLT 7×10^9/L；TBil 50.3μmol/L，DBil 10.1μmol/L，尿红细胞200/μl，尿胆原33μmol/L；予以甲基泼尼松龙40mg qd，输血小板1单位，疗效不佳入院。既往史、个人史、家族史无特殊。入院体检：神清语利，贫血貌，全身皮肤黏膜及巩膜轻度黄染，四肢、前胸可见散在出血点，心肺腹（−）。辅助检查：10月23日查血常规：Hb 67g/L，PLT 8×10^9/L。肝肾全：TBil 26.5μmol/L，DBil 6.5μmol/L，Cr

85μmol/L；尿 BLD 25/μl，PRO（－），尿胆原 16μmol/L。IgG 23.5g/L（正常值7.0～17.0），C3、C4 正常；抗 dsDNA、抗心磷脂抗体、β_2GP_1（－）；抗 SSA（＋）1∶4，抗 SSB（＋）1∶4。10 月 23 日～10 月 25 日予以甲基泼尼松龙 1g×3d 冲击，之后改为泼尼松 50mg/d，并给予血小板2U 输注，患者血红蛋白仍进行性降至 56g/L，血小板维持在（8～10）$\times 10^9$/L。10 月 26 日患者出现发热，T 39℃，反应迟钝，躁动，不能对答，伴小便失禁。血常规：WBC 20.57 $\times 10^9$/L，Hb 40g/L，PLT 10 $\times 10^9$/L；血 DC：红细胞大小不等，可见大量红细胞碎片。头颅 CT（－）。考虑 TTP 给予血浆置换 1 次/天，共 5 天，甲基泼尼松龙 40mg/d 静点，长春新碱（VCR）1mg 每周一次静点及 CTX 治疗，患者神志转清，体温正常出院。出院后随诊血常规、胆红素正常，病情稳定。

分析与讨论

TTP 是一种少见的微血管病性出血性疾病，早期诊断对其预后至关重要。pSS 虽然相对常见，但 pSS 合并 TTP 临床罕见，大多数临床医师对此缺乏足够的认识。本例患者 SS 表现轻，当出现血液系统症状时，易认为是 Evans 综合征，进而延误治疗。

国内外文献发现类似报道共 9 例，国内仅有 2 例报道，其特征如下：①10 例患者均为女性；年龄 51±16 岁（18～75 岁）；发生 TTP 前 pSS 病程 0～21 年，平均 5±7 年。有 1 例合并肿瘤（网状细胞肉瘤）。②临床表现：在 SS 方面仅表现为口眼干，抗 SSA、抗 SSB 抗体阳性，以上 10 例患者在出现 TTP 前均无明确内脏受累表现。TTP 方面，所有患者均有血小板减少及溶血性贫血，77.8%的患者有神经症状，66.7%的患者有肾损害或发热症状。③治疗方面，有 8 例患者进行了血浆置换，疗程以 3 ~5 天不等。有 4 例患者在血浆置换前进行 MP 500 ~1000mg qd ×3d 的激素冲击，效果均欠佳。有 3 例患者同时应用免疫抑制剂。2 例未进行血浆置换的患者中 1 例只接受了激素及输血的治疗。④死亡原因：死亡病例 3 例，2 例未进行血浆置换，即使积极给予激素和输血的治疗，仍最终死于多器官功能衰竭，尸检提示肾脏及颅内多发的血栓、出血形成。而另 1 例在经过血浆置换后该患者情况曾一度回转，但因年龄偏大、血浆置换时间较晚等多种因素，最终死于心脏骤停。

目前，pSS 伴发 TTP 的机制并不明确，但免疫病作为 TTP 的继发因素之一已被广泛承认。考虑主要存在以下两点：①免疫复合物介导血管内皮损伤，引起血小板聚集；②免疫紊乱导致 ADAMTS13 抗体大量产生，继发 vWF 功能缺陷，这种抗体由 B 淋巴细胞产生。我们发现在 pSS 合并的 TTP 中，SS 临床表现轻，没有明显的脏器受累。因此在突然出现血液系统表现时容易被误诊为 Evans，从而延误治疗。此外，我们发现在 TTP 的五联症中，所有患者均有血小板减少及溶血性贫血，多数患者有神经系统损害（77.8%），提示我们对于出现上述表现的患者，需警惕 TTP 的可能，尤其在大剂量激素治疗效果不好的情况下，应及早进行血涂片及 Coombs 检查，从而可以早期诊断及治疗，改善预后。此外由于神经系统症状有时仅表现为头晕、头痛，难以引起重视，也易漏诊。

治疗方面，根据英国血液学会《血栓性微血管病性溶血性贫血的诊断和处理指南》，及时、足量的血浆置换是最为有效的方法。此外各种方法都没有明显定论。对于难治性及反复性 TTP 可用长春新碱、环磷酰胺、环孢霉素等免疫抑制剂治疗。结合文献回顾结果，我们发现，有 4/8 例的患者在进行血浆置换前进行了激素冲击治疗，但效果均不佳，在临床医师开始应用血浆置换来治疗TTP前，死亡率为100%，随着血浆治疗的应用，死亡率明显下降。

pSS合并TTP临床少见，其诊断和治疗对临床医师来说都是重大挑战。早期确诊并及时进行血浆置换和支持治疗是提高患者生存率的关键。对于突然出现血液系统受累及神经症状的pSS患者，应尽快完善血涂片检查有助于早期进行鉴别诊断。

（桂　阳　费允云　徐　东　冷晓梅）

专家点评

张烜医师：急性TTP多数临床表现较重，表现为严重血小板减少、微血管性溶血性贫血和神经系统病变，同时可以出现严重肾脏受累和高热。大多数病人血涂片可见破碎红细胞，可以帮助及时诊断。甲基泼尼松龙冲击疗效欠佳，应尽快尽早进行血浆置换治疗，才能降低死亡率。急性TTP常伴发的结缔组织病包括系统性红斑狼疮、抗磷脂综合征等，硬皮病肾危象病理与急性TTP类似，也是微血管性溶血性贫血。本病例提示干燥综合征也可合并急性TTP。个人认为本例患者虽然只有抗SSA、抗SSB抗体阳性，仍需警惕将来演变成系统性红斑狼疮可能。

病例13 支气管哮喘—高嗜酸性粒细胞血症—系统性血管炎—抗髓过氧化物酶抗体阳性

病例摘要

患者女性，40岁，自18岁反复出现发作性喘息，伴咳嗽、咳痰，冬春季多发，抗感染及解痉平喘治疗有效，诊为“支气管哮喘”。2003年4月患者咳嗽、喘息再次发作，给予抗感染、平喘（静脉应用地塞米松2周）治疗后喘憋减轻。5月初出现腹泻，为黏液稀水样便，无脓血，每日10余次，无腹痛；伴发热，最高体温38～40℃；左上肢无力和右耳突然失聪。外院查血常规：白细胞（WBC）(15～34.2）$\times 10^9$/L，血红蛋白（Hb）137～73g/L，余正常；尿蛋白（+），红细胞（RBC）（+）；大便潜血多次阳性。肝肾功正常；红细胞沉降率（ESR）62mm/1h；免疫球蛋白E（IgE）277.4U/ml。血培养阴性。肺功能示重度阻塞型并中度限制型通气功能障碍。给予多种抗感染药物治疗无效，2003年6月10日转入我院，近2个月体重下降约15kg。既往患“过敏性鼻炎、鼻窦炎”5年，无鼻息肉史。

体格检查：体温39.6℃，血压110/60mmHg；重度贫血貌，颜面及双下肢水肿，浅表淋巴结未触及增大。桶状胸，心肺查体未见异常。腹平坦，全腹有压痛、反跳痛，无肌紧张，肝区及双肾区叩痛（+），肠鸣音活跃。四肢肢端痛觉及轻触觉减退；左上肢远端肌力Ⅲ$^-$级，余Ⅳ级；四肢腱反射减弱，病理反射未引出。

辅助检查：血常规示：WBC 20×10^9/L，嗜酸性粒细胞（Eo）分数0.19（绝对计数4×10^9/L），Hb 69g/L，血小板260×10^9/L；骨髓涂片示Eo增多（占14%）。尿蛋白>3.0g/L、RBC 250/μl、WBC 250/μl；尿沉渣见RBC满视野，异常形态占90%，WBC满视野；24小时尿蛋白2.17g。大便常规可见红白细胞，潜血阳性，未找到寄生虫（卵）。肝肾功能、血糖和电解质基本正常。ESR 80mm/1h，C反应蛋白8.43mg/dl；γ球蛋白34.1%；IgE 303.2U/ml。抗核抗体、抗dsDNA及抗可溶性核抗原抗体均阴性；抗中性粒细胞胞质抗体（ANCA）示核周型（p-ANCA）1∶320，髓过氧化物酶（MPO-ANCA）（+++）。B超示脾大，双肾弥漫性病变；超声心动图示左室收缩功能减低（LVEF 37.2%）；鼻窦CT示右侧上颌窦炎。胃镜见胃窦多发溃疡。肌电图示周围神经源性损害；腓肠神经活检示重度轴索性神经病变，伴小血管周围炎。

完善检查的同时，给予退热对症和营养支持治疗，患者病情呈加重趋势，右前臂皮肤坏死破溃；两次出现端坐呼吸、双肺满布湿啰音和哮鸣音、心音奔马律、血压增高和血氧下降等急性左心功能不全表现，经利尿和扩血管治疗后好转。7月5日拟诊为“变应性肉芽肿性血管炎”，予以甲基泼尼松龙（MP）静脉冲击治疗（1000mg/d×3d），继而静点MP 80～40mg/d，联合应用环磷酰胺（CTX）（0.2g iv qod）、静脉用丙种球蛋白（IVIG）等。患者体温正常，腹泻、憋气、心悸等不适逐渐缓解，夜间可平卧，右前臂皮肤破溃处结痂并有所吸收，肢端感觉和运动功能亦较前好转。复查血涂片示Eo占1%；24小时尿蛋白1.0g；大便常规及潜血正常；ESR 36mm/1h；IgE 56.51U/ml。7月26日患者突发全腹剧痛，压痛、反跳痛和肌紧张；立位腹平片示膈下游离气体。考虑“消化道穿孔”，予急诊开腹探查术，术中见距回盲部60cm空肠有一直径1cm破口，遂行修补术。病情恶化，因感染性休克、多脏器功能衰竭死亡。

分析与讨论

本例患者为中年女性，患“支气管哮喘”20余年，本次哮喘急性发作之后出现多器官、多系统受损的表现：①腹痛、腹泻、黑便，多发胃溃疡和小肠穿孔。②左心室收缩功能减低致左心功能不全伴急性加重。③多发性单神经炎。④蛋白尿、镜下血尿和管型尿，血肌酐正常。⑤突发右耳失聪，有过敏性鼻炎、慢性鼻窦炎病史。⑥皮肤溃疡。实验室及特殊检查提示：血白细胞、ESR及CRP等非特异性炎症指标明显增高；外周血及骨髓涂片示嗜酸性粒细胞显著增高，血IgE明显增高；P-ANCA和MPO-ANCA强阳性；腓肠神经活检病理示小血管周围炎。上述特点符合1990年美国风湿病学会（ACR）的CSS分类标准。结合本例重点介绍对CSS诊断和治疗。

CSS是一类病因不明、主要累及小血管的系统性血管炎，1951年由Churg和Strauss首先描述而得名。其病理特征为受累组织有大量嗜酸性粒细胞浸润和血管外肉芽肿形成，又称为“变应性肉芽肿性血管炎”。近年研究提示约50% CSS中ANCA阳性（多为P-ANCA/MPO-ANCA），与韦格纳肉芽肿病（WG）和显微镜下多血管炎（MPA）一并被称为ANCA相关性小血管炎。

CSS患者平均年龄50岁（14～75岁），男女患病率相似。CSS临床表现广泛多样（表13-1），一般分为三期（可以部分重叠）：①前驱期：以支气管哮喘为主要特点，常伴变应性鼻炎、鼻窦炎和鼻息肉。②肺部和/或胃肠道嗜酸性粒细胞浸润期。③血管炎期：常为多系统、多器官受累，主要累及肺脏、周围神经和皮肤，其次为心脏和胃肠道。需要指出是，肺部病变的影像学改变以游移性浸润影多见，极少数患者出现肺泡弥散性浸润，常提示肺泡出血；肺部结节伴空洞罕见。皮肤损害以紫癜较为特异，为真皮微静脉炎所致；真皮下小动脉血管炎可导致皮肤坏死及溃疡；皮下结节亦常见。心脏是主要受损的靶器官之一，嗜酸性粒细胞浸润心肌及冠状动脉血管炎可引起嗜酸性粒细胞性心肌炎、心包炎、心内膜炎和心肌梗死，临床表现为心功能不全和心律失常，是患者主要死亡原因之一，约占死亡病例的50%。多发性单神经炎也很常见，常有肢体无力（垂腕和足下垂最为典型）和感觉减退；脑卒中和出血较少见，但中枢神经系统病变是CSS另一重要死亡原因。大量嗜酸性粒细胞浸润胃肠道时，表现为嗜酸性胃肠炎，以腹痛、腹泻及消化道出血常见，穿孔往往由于胃肠道黏膜严重受损引起。CSS的肾脏损害主要表现为镜下血尿，肾功能衰竭相对较少，典型病理为局灶节段性肾小球肾炎，可有坏死性新月体形成。本例患支气管哮喘20余年，近期出现胃肠道、周围神经、心脏、肾脏及皮肤等受累的典型表现，符合CSS的临床经过。

CSS实验室检查以高嗜酸性粒细胞血症最为突出和常见，外周血嗜酸性粒细胞分类计数常超过10%，绝对计数在$1.5\times10^9/L$以上，具有诊断价值。血中IgE和嗜酸性粒细胞阳性蛋白（ECP）升高提示嗜酸性粒细胞活性增强。常有WBC计数、ESR、CRP等非特异性炎性指标升高。约50%患者MPO-ANCA（p-ANCA）阳性，有研究提示其与肾脏损害相关。超声心动图对评估心脏结构及功能改变有重要意义，可提示心包积液、心腔扩大、室壁运动减弱、心室舒张及收缩功能减退。肌电图可确认周围神经、肌肉受损情况。胸部高分辨CT（HRCT）显示肺部病变的性质和范围；支气管肺泡灌洗液中可有较多嗜酸性粒细胞。内镜检查有助于评估胃肠道病变。本例检查提示高嗜酸性粒细胞血症、肾小球源性血尿（异常形态红细胞为主）和蛋白尿、ESR 及 CRP 升高、MPO-ANCA 阳性、左心室收缩功能减低、多发胃溃疡以及周围神经病变。

对 CSS 有诊断意义的两种病理改变是坏死性血管炎和血管外坏死性肉芽肿，常伴嗜酸性粒细胞浸润；但是上述病变不一定同时出现。CSS 的诊断主要基于临床表现，若既往患有支气管哮喘、过敏性鼻炎或鼻窦炎，近期出现高嗜酸性粒细胞血症和血管炎的表现（皮肤紫癜、周围神经病、腹绞痛、心肌炎或非空洞性肺部浸润），应考虑 CSS 的可能，组织活检可进一步明确其病理特点。CSS 的诊断（分类）标准以 1990 年 ACR 分类标准和 1994 年 CHC 定义最为常用，Lanham 标准临床上亦较实用。本例符合 1990 年 ACR 分类标准和 Lanham 诊断标准。

CSS 主要应与特发性嗜酸性粒细胞增高综合征（HES）、慢性嗜酸性肺炎和其他系统性血管炎鉴别。HES 也可以出现过敏史、皮肤损害、肺浸润和高嗜酸性粒细胞血症，心脏受累亦是其主要死亡原因；但 HES 的嗜酸性粒细胞增高通常对皮质激素治疗反应差，组织活检病理缺乏血管炎和肉芽肿的证据。HES 的组织损伤由嗜酸性粒细胞直接所致，而 CSS 主要由血管炎和肉芽肿过程引起。慢性嗜酸性肺炎主要见于女性，病变仅限于肺脏，亦无血管炎或肉芽肿表现。结节性多动脉炎（classical PAN）、WG 和 MPA 等系统性血管炎哮喘和高嗜酸性粒细胞血症少见。WG 以上呼吸道坏死性病变、肺部结节（伴空洞）和肾脏损害为特点，绝大多数 PR3-ANCA 阳性，组织病理中无大量嗜酸性粒细胞浸润。PAN 的病变特点是不同组织或同一组织的不同部位同时存在活动性炎症与纤维化病变，并有微血管瘤形成。MPA 主要表现为肺肾综合征，病理改变无肉芽肿和大量嗜酸性粒细胞浸润。总之，CSS 的诊断和鉴别诊断主要依靠临床表现和病理改变来综合判断。

评估 CSS 的疾病活动度常应用伯明翰血管炎活动指数评分(BVAS)，BVAS 以 9 个不同器官/系统受累的临床表现为基础(全身表现、皮肤、黏膜和眼、耳鼻喉、胸部、心脏和血管、胃肠道、肾脏以及神经系统)，依据病变的数目和严重程度评分(最高可达63 分)；本例为 46 分，提示血管炎高度活动。预测 CSS 预后的指标包括肾功能不全（血肌酐 >140μmol/L)、蛋白尿（ >1g/d)、严重胃肠道受累（穿孔、出血)、心肌病和中枢神经受累，即 FFS（five factor score)；本例 FFS 为 3，提示预后不良。

CSS 是一少见病，主要参照 PAN 和 WG 的治疗，结合 BVAS 及 FFS，予以诱导缓解和维持治疗。不伴有重要器官损害（FFS <2）的活动性 CSS 的诱导缓解方案以大剂量皮质激素为一线药物，泼尼松 1mg/（kg·d）应用 4~8 周，活动性炎症控制后逐渐减量；若病情改善不明显，应加用氨甲蝶呤（MTX）或环磷酰胺（CTX)。若存在严重脏器受累（FFS≥2）则联合大剂量皮质激素［泼尼松 1mg/（kg·d)］+CTX［2mg/（kg·d）po 或 0.6g/m^2每 3~4 周静脉滴注一次，共 6 次］诱导缓解，可同时应用静脉丙种球蛋白（IVIG 2g/kg/month ×6 个月)。维持治疗方案为小剂量激素（泼尼松 < 7.5mg/d） + MTX［0.3mg/（kg·w） iv]，一般需维持治疗 2 年。对顽固难治性病例可试用干扰素 α（7.5 万单位，每周 3 次皮下注射)、肿瘤坏死因子 α 抑制剂（etanercept 或 infliximab)、抗 CD20 单抗（rituximab）等生物制剂。本例 CSS 重度活动且多个重要器官受累，故联合应用甲基泼尼松龙静脉冲击（1g/d ×3d）和 CTX 治疗，并加用 IVIG，患者病情有所改善，后并发肠穿孔和肠瘘，死于感染性休克和多脏器功能衰竭。

表 13-1　CSS 累及器官/系统的临床表现

受累器官/系统	临床表现	发生率（%）
肺脏	支气管哮喘	>95
	嗜酸性肺炎	>50
	肺泡出血	<10
耳鼻喉	过敏性鼻炎、鼻窦炎	>50
神经系统	多发性单神经炎（多神经病）	70~80
	中枢神经系统血管炎	<10
皮肤	紫癜样皮损	30~40
	皮下结节	<10
	皮肤坏死、溃疡	<10
心脏	心包炎、心肌炎、冠状动脉炎（心绞痛或心肌梗死）、心律失常、心功能不全	10~15
关节肌肉	关节痛（炎）、肌痛	60
肾脏	肾小球肾炎（水肿、镜下血尿）	10~25
胃肠道	腹绞痛（缺血）	30~40
	血性腹泻（胃肠道出血）	<10
眼	巩膜炎	<10
过敏史	食物、花粉、尘螨、药物等过敏	70

（吴庆军　朱燕林　张　文）

专家点评

张烜医师：这是一个重症CSS病例，病情凶险，虽经积极治疗，患者体温和心肾病变好转，但最终因小肠穿孔、感染性休克死亡。CSS的诊断主要依靠临床，患者出现不明原因高嗜酸性粒细胞血症和皮肤紫癜、周围神经病、胃肠、心肺病变，既往患有支气管哮喘、过敏性鼻炎或鼻窦炎，应考虑CSS的可能，典型的组织病理表现坏死性血管炎和嗜酸性粒细胞性肉芽肿同时出现的并不多见，高效价MPO抗体阳性有助于诊断。CSS治疗多需积极激素和免疫抑制剂治疗，死亡的主要原因是心脏病变（包括心肌梗死、心律失常和心力衰竭）、肾病或脑病，本例提示CSS肠病重者也可导致死亡。

病例14 多发性肌炎合并肌肉结核、骨梗死

病例摘要

患者男性，42岁，于2009年8月21日因“双手关节肿胀2年余，间断发热1年余”入院。患者2007年7月无诱因双手近端指间关节、掌指关节及双腕关节肿胀，晨僵1～2小时，伴低热，体温最高38℃。当地医院就诊，诊断“未分化结缔组织病”，予泼尼松20mg每天1次，来氟米特10mg每天1次，患者关节肿胀缓解，体温正常。1个月后停用来氟米特，继续给予泼尼松20mg每天1次，3个月后每两天减4mg至减停。

2007年11月患者再发上述关节肿胀及发热情况，当地医院将泼尼松加量（不详），症状缓解。泼尼松减量，2008年3月底患者（泼尼松减量至15mg每天1次）再次出现发热，体温波动于38～39℃，伴盗汗，体温高峰多见于每日上午，可自行降至正常。当地医院行胸部CT示左侧胸腔积液，诊断“结核病”，给予异烟肼、利福平、乙胺丁醇、吡嗪酰胺抗结核，继续泼尼松15mg每天1次，患者体温降至正常。2008年4月于我院就诊，查肌酸激酶496U/L；ESR 28mm/1h；C反

> - 激素减量后发热反复，并伴随盗汗，出现胸腔积液，**结核**？
> - 抗体阳性（ANA、抗SSA、抗Jo-1），**肌炎**？

应蛋白94.2mg/L；抗-SSA抗体1∶4（+），考虑“结缔组织病、结核杆菌感染”，继续四联抗结核治疗，泼尼松规律减量。

肌炎＞＞结核

停抗结核，加MTX、激素

2008年7月患者再次出现发热，体温最高39℃，伴畏寒、寒战、盗汗，结核菌素试验（-），考虑结缔组织病活动，停用抗结核治疗，予泼尼松60mg每天1次、甲氨蝶呤10mg每周1次，患者体温降至正常，关节疼痛缓解，仍诉盗汗。后泼尼松规律减量，口服甲氨蝶呤10mg每周1次。2009年4月患者（泼尼松15mg每天1次）出现右手腕关节疼痛，无红肿，伴低热，将泼尼松加至25mg每天1次，继续口服甲氨蝶呤10mg每周1次。患者关节症状缓解，但出现左大腿肿胀，轻压痛，四肢肌力正常，青霉素治疗效果不佳。当地医院仍考虑结缔组织病活动，将泼尼松加量至35mg每天1次，患者左下肢肿痛加重。于2009年7月中旬泼尼松继续加量至70mg每天1次，症状无缓解。

肌炎+结核？

活检取病理！

2009年7月27日于我院查ESR 2mm/1h；C反应蛋白10.4mg/L；血抗核抗体（+）S 1∶160，考虑结缔组织病活动证据不足，将泼尼松减至40mg每天1次。

2009年8月6日回当地医院，超声检查：左大腿外侧中下段肌层组织炎性反应。考虑结缔组织病活动，予甲基泼尼松龙80mg每天1次iv，同时加用依诺沙星抗感染，2009年8月10日患者开始出现体温升高，将激素减至40mg每天1次，持续高热，体温最高40℃，左大腿肿胀加重，轻度咳嗽、咳痰，予哌拉西林/他唑巴坦、依替米星及大扶康（氟康唑）抗感染无效。2009年8月13日行左大腿病变部位穿刺活检，病理：少许横纹肌组织，其间为增生的纤维结缔组织，其中可见多量急慢性炎细胞灶状浸润，部分区域组织疏松水肿。为进一步诊治收入我科。患者近半月体重下降2kg。既往史：高血压病7年。家族史：父亲患有“类风湿关节炎”。入院查体：T 38.9℃，左中下肺野可及少量细湿啰音，左膝以上外侧肌肉软组织有轻度压痛。

入院诊断：发热、左下肢肿胀原因未明，结缔组织病？结核不除外。

诊治经过：入院后完善检查，ESR 54mm/1h；CRP 45.8mg/L；肌酶正常；PPD（－）；抗结核抗体（－）；抗核抗体（+）S 1∶80，抗SSA、抗Jo-1抗体（+）；肌电图：右正中神经波幅降低。入院后给予泼尼松50mg每天1次，并继续予可乐必妥（左氧氟沙星），患者体温正常，咳嗽、咳痰明显缓解。2009年8月31日复查ESR 7mm/1h，C反应蛋白不高。超声检查示左侧大腿外侧肌层内见低回声，范围约5.4cm×3.9cm×1.2cm。左大腿磁共振：左侧大腿股后群肌、外侧肌及相邻筋膜可见长T_1、T_2信号影，肌肉略肿胀，肌间隙明显增宽。2009年8月26日于局麻下左大腿皮肤及皮下+左股四头肌活检术，术中见肌肉部分坏死、筋膜化，左股四头肌活检：组织中可见大片炎性细胞浸润，以单核炎性细胞为主，夹杂少数中性粒细胞，未见明显嗜酸性粒细胞，炎性病灶中一些微小血管管腔校，管壁增厚，其外侧大片无明显细胞结构的坏死组织，可见小片肌纤维，大小不等，散在少数中度萎缩肌纤维，近炎性病灶侧肌纤维萎缩变性明显，肌肉组织炎性改变，感染性可能大。2009年9月8日复查胸部高分辨CT：左肺上叶后段结节、斑片影；两肺散在胸膜下小结节；双肺下叶胸膜下间质改变。2009年9月3日加用MTX 15mg/w。2009年9月17日回报肌肉活检组织抗酸染色阳性，2009年9月18日起加用异烟肼0.3g每天1次，利福平0.6g每天1次，乙胺丁醇1g每天1次和吡嗪酰胺0.5g每天3次。激素规律减量，继续甲氨蝶呤治疗。

出院诊断：多发性肌炎，结核感染。

结核病院继续治疗，加强抗结核治疗。2010年10月患者随诊，无发热，无左侧大腿疼痛，无关节肿痛。复查双侧下肢MRI显示股骨远端、胫骨近端骨梗死。继续抗结核治疗，激素减量，继续甲氨蝶呤15mg每周1次，加用阿司匹林治疗，随访中。

难点：此例患者诊断多发性肌炎，使用激素治疗有效。但减量过程中出现发热、关节炎反复，这在临床工作中非常常见，需仔细鉴别发热的原因，是原发病活动，还是感染（特别是特殊感染），或者合并肿瘤？通过肌肉活检明确合并肌肉结核，肌肉结核少见。患者复查下肢肌肉MRI时发现骨梗死，股骨远端的骨梗死在自身免疫病中较为少见。此例患者在多发性肌炎基础上合并这两种少见的疾病，在鉴别上存在难度。

分析与讨论

患者中年男性，病程2年。以关节炎伴低热起病，ANA阳性，抗SSA（+），抗Jo-1抗体（+），予中－小剂量激素后可缓解，减药后发热反复，并出现盗汗、胸腔积液、一侧大腿肿胀，予四联抗结核后好转，减激素后再次发热；停抗结核、加激素，发热控制，然后再次发热。那么到底是肌炎活动？还是结核活动？

结合患者非侵蚀性对称性关节炎、技工手、发热、胸膜下肺间质改变、抗Jo-1抗体阳性，诊断考虑多发性肌炎、抗Jo-1

综合征。在肌炎的治疗过程中，反复发热、左侧大腿疼痛，肌肉活检可见大量抗酸杆菌，肌肉结核诊断明确。

近年来，由于结核病发病急剧回升，有关肺外结核病，如脾结核、肠结核、皮肤结核、喉结核等均有误诊报道，发生于四肢软组织，特别是横纹肌的结核少见且容易误诊，常被误诊为软组织肿瘤，但多数患者术前无明确结核病史及明确结核病灶，通常根据术后病理报告确诊。肌肉结核可发生在全身任何肌肉内，以腓肠肌和股四头肌多见。血源性肌肉结核罕见，与肌肉组织血运丰富、肌肉内网状内皮组织少、运动时产生乳酸有溶菌作用有关。本病主要依靠病理诊断。

我们对国内报道的肌肉结核进行总结，2000～2010年国内报道的肌肉结核共19例，其中男性8例，女性11例，平均年龄43.6岁，病灶位于腓肠肌9例，股四头肌3例，肱二头肌2例，肱三头肌2例，背阔肌1例，股薄肌1例，指浅屈肌腱1例。8例有结核病史或同时合并其他部位结核。19例均为手术肌肉病理确诊。2例患者曾使用激素治疗，其中1例为系统性红斑狼疮，1例为类风湿关节炎。10例患者行结核菌素试验，其中1例为强阳性，余9例均为阴性。19例均行手术及抗结核治疗，手术伤口均愈合。结核感染为全身性疾病，当有发热、乏力、关节炎、浆膜炎表现是难与多发性肌炎鉴别。多发性肌炎多为对称性肌无力、肌痛，有肌酸激酶升高，抗Jo-1特异性抗体阳性，肌电图肌源性损害，肌活检有特征性病理改变，而肌肉结核以局限性肌肉

	病例数
发热	3/19
肌痛	
腓肠肌	9/19
股四头肌	3/19
结核病史	8/19
PPD阳性	1/10
B超	14/19
肌肉活检	19/19

肿痛为表现，有结核病史或其他部位结核，诊断主要依靠活检部位的培养和病理检查。

此患者随诊过程中，复查双侧下肢肌肉 MRI 时发现股骨远端、胫骨近端骨梗死（图 14-1）。发生原因有很多，较常见的原因是大量应用激素造成骨梗死。亦见于血管管腔的阻塞，病变血管的痉挛、受压，或血管外伤，以及潜水减压病、老年动脉粥样瘤、镰形细胞性贫血、Gaucher 病、感染、系统性红斑狼疮、血管炎、化学治疗等。骨梗死好发于四肢长骨、骺端和干骺端，通常为多发，且对称，但偶尔单发。多见于股骨下段、胫骨上段，因四肢长管状骨的骨髓具有丰富的脂肪组织，髓腔内的营养血管细小，分支稀少，易引起脂肪栓塞导致骨髓缺血坏死。骨梗死不同时期的不同病理变化：包括细胞性坏死阶段和骨修复阶段。在细胞性坏死阶段，因没有骨组织大体结构的改变，所以骨质的密度、结构没有变化，X 线平片及 CT 表现均为阴性。MRI 可显示骨髓内异常信号。骨修复阶段，X 线片、CT 可见到髓腔内点片状、条状钙化影及骨疏松、密度减低等征象，病变发展到此时需 1～2 个月。我们总结了 1995 年 1 月至 2010 年 10 月于北京协和医院诊断风湿免疫病合并骨梗死的住院患者 4 例，3 例表现为关节痛，1 例有关节肿，4 例 MRI 可见异常，2 例行核素骨扫描，均可见放射性增高。2 例系统性红斑狼疮，1 例多发性肌炎，1 例痛风合并骨梗死，均处于疾病活动期；3 例合并感染；3 例有高血压；2 例高脂血症；2 例血糖升高；3 例使用 1mg/kg 以上的激素治疗。提示风湿免疫病合并膝关节骨梗死表现为关节痛，活动受限，MRI 和核素骨扫描可协助诊断。骨梗死的可能高危因素有代谢综合征（高血糖、高血脂、高尿酸血症等）、大剂量激素的应用；与感染的因素不确定。

（苟丽娟　苏金梅　赵　岩　张奉春）

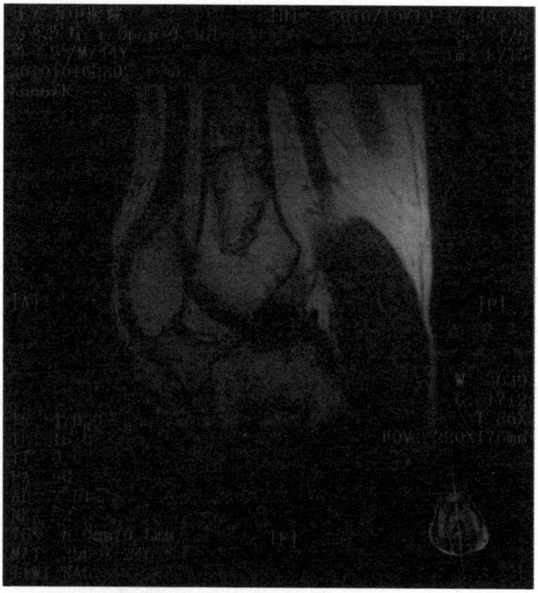

图 14-1　MRI 显示骨梗死

专家点评

史群医师：本例患者反复发热，贯穿整个病程，经过加强原发病治疗，以及抗感染（包括普通细菌和真菌等）均效果不明显，曾经做过病变部位活检，亦无明确提示，经过临床医师全面检查，并再次活检，最终确诊为肌肉结核。结缔组织病患者由于长期应用激素和免疫抑制剂，常常会合并结核感染，而结核的临床表现多种多样，难以诊断，需要临床医师对患者病情进行全面细致分析，当遇到无法解释的症状、体征，应怀疑结核感染可能，并积极寻找相关证据。该患者第二次活检范围较大，包括局部皮肤肌肉，为最终确诊提供了证据。另外，该患者经复查下肢 MRI 时发现有股骨远端、胫骨近端骨梗死，但临床无明显表现，容易被忽视。本例由多发性肌炎合并肌肉结核、骨梗死，临床比较少见，最终能够诊断有赖于细致的病情分析及全面的检查。

病例 15 乏力—皮疹—呕血

病例摘要

患者男性，26 岁，因“四肢酸痛、乏力、皮疹近 1 年”于 2011 年 2 月入北京协和医院。患者 2010 年 3 月无诱因出现四肢酸痛、乏力。查 CK 274U/L（↑），LDH 257U/L（↑），诊断“多发性肌炎”，给予帕夫林、纷乐治疗 20 余天，肌痛无缓解，并渐出现鼻梁处及双手掌指、近端指尖关节暗红色皮疹。2010 年 5 月复查 CK 233U/L（↑），LDH 352U/L（↑）。胸部 HRCT：双侧胸膜下区散在纤维灶伴实变。诊断“皮肌炎”，给予甲基泼尼松龙、硫唑嘌呤治疗 20 余天后皮疹基本消退，肌痛及乏力明显缓解。5 月末改服泼尼松 45mg qd，每 2 周减 5mg，减至 35mg qd 后出现发热及活动后憋闷、气促。复查胸部 HRCT：双肺间质性改变伴感染。给予甲基泼尼松龙 40mg qd ×3 天→甲基泼尼松龙 30mg qd ×2 天→泼尼松龙 25mg qd ×5 天→泼尼松龙 20mg qd，并抗感染治疗，患者体温恢复正常，活动后憋气明显缓解。之后泼尼松减量至 15mg qd 后再次出现四肢酸痛无力。将泼尼松加量至 30mg qd，肌痛无改善。2011 年 1 月中旬就诊于北京协和医院，查 CK 正常，ESR 81mm/1h（↑），CRP 27. 9mg/L（↑），加用 FK506 1mg bid 口服及环磷酰胺 0. 4g qw 静滴。2 周后患者因恶心、呕吐停用环磷酰胺，后渐出现双手掌指关节及指间关节伸面，并双足跖趾关节伸面皮疹处破溃、结痂，伴明显疼痛，双手指腹蜕皮，并双足拇指皮肤青紫，夜间剧烈疼痛。2011 年 2 月 18 日予甲基泼尼松龙 1g 冲击。病程中患者脱发、光过敏、口腔溃疡、口眼干现象。体重下降约 6kg。既往史无特殊。入院查体：生命体征平稳。双手掌指、指间关节伸面及双足跖趾关节伸面皮肤见对称性破溃、结痂，其周围可见细小鳞屑；双侧肘关节伸面皮肤呈 Gottéron 征，并见结痂；双足拇趾皮肤暗紫，明显触痛。听诊双下肺可及散在吸气末爆裂音。心脏及腹部查体（-）。诊治经过：血常规：WBC $9.01\times10^9/L$，N 75.6%，Hb 90g/L，PLT $99\times10^9/L$；肌酶谱：AST 38U/L（↑），LD 304U/L（↑），CK 正常；ANA、抗 ENA 抗体、ANCA 均（-）。胸部 HRCT：两肺胸膜下斑片状实变及磨玻璃状影，右上肺肺大疱；腹部 CT：小肠、胃内较多积液；腹部超声：肝稍大，胆囊壁毛糙，余未见异常；肠系膜上动、静脉超声未见异常。治疗及转归：入院后考虑患者临床表现为四肢近端肌痛、肌无力及皮疹，肌酶显著升高。皮肌炎诊断明确，有肺间质、皮肤及胃肠道系统受累。即予甲基泼尼松龙 1g×3 天冲击治疗。当晚患者出现恶心、呕吐胃内容物，查呕吐物潜血（+）。之后甲基泼尼松龙 80mg qd 静滴×2 周，并环磷酰胺 0.2g qod 静脉注射，同时给予禁食、经 PICC 管补液及补充热卡支持。患者呕吐渐缓解，可进食 1～2 碗清粥，大便 2～3 日/次，为黄色软便，查便潜血（-），但皮损无好转。之后将甲基泼尼松龙减量至 60mg qd 静滴，数日后再次出现恶心、呕吐，2～3 次/日，每次呕吐约 200ml 胃液，手足破溃处出现不愈合。给予人免疫球蛋白 20g×3 天静滴，呕吐无缓解。消化科会诊后认为皮肌炎累及消化道诊断可能性大，有使用空肠营养管指征，同时进行胃引流减轻胃潴留。之后行三腔空肠管置入，过程顺利。次日胃引出约 130ml 暗红色胃液，查胃液潜血（+）。予禁食水、抑酸、立止血等治疗。此后每日胃引流管仍可引出鲜红色胃液，2 日后患者感胃部烧灼感，随后呕吐出鲜红色血液约 350ml。行急诊胃镜，镜下见黏液池内大量暗红色血液，反复吸引后见胃体小弯处两处黏膜出血灶，表面有渗血，予 3 只钛夹钳夹止血（图 15-1、图 15-2、图 15-3），观察 1 分钟后上述两处未再见活动性出血。2 日患者再次呕血，消化科会诊认为患者胃镜下见较多黏膜脱失样溃疡改变，出血再次增多为上述溃疡处出血所致，出血部位较多、范围广，再行急诊胃镜并钛夹钳夹效果不佳；介入科急会诊后认为胃部血管交通支丰富，介入栓塞止血治疗效果不佳，有指征行外科止血治疗；外科会诊意见：患者内科保守治疗效果不佳，有手术指征。向患者家属充分交代病情，家属拒绝行手术止血。继续予输血、充分补液，扩容、奥美拉唑（洛赛克）及生长抑素（思他宁）泵入，并冰盐水 + 肾上腺素入胃管、立止血止血治疗，患者仍每日呕血，胃引出暗红色血液，血红蛋白无明显回升，血压进行性下降、心率增快，血气提示严重代谢性酸中毒。经积极抢救无效死亡。

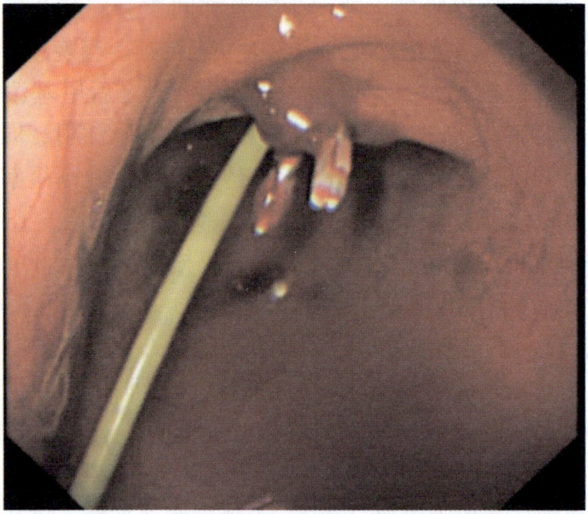

图 15-1　胃镜下见胃黏膜活动性出血

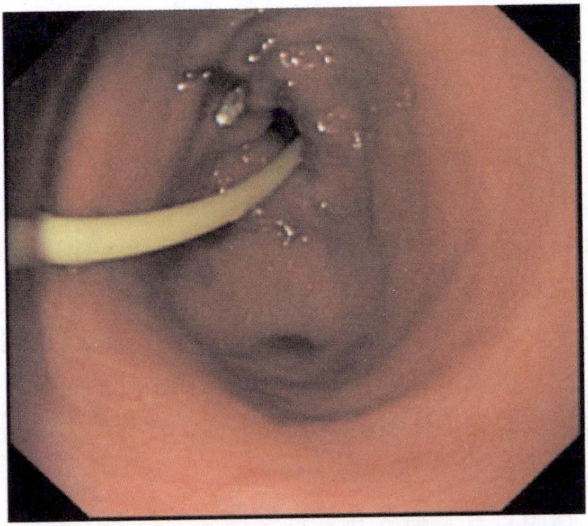

图 15-2 胃镜下见多处胃黏膜出血

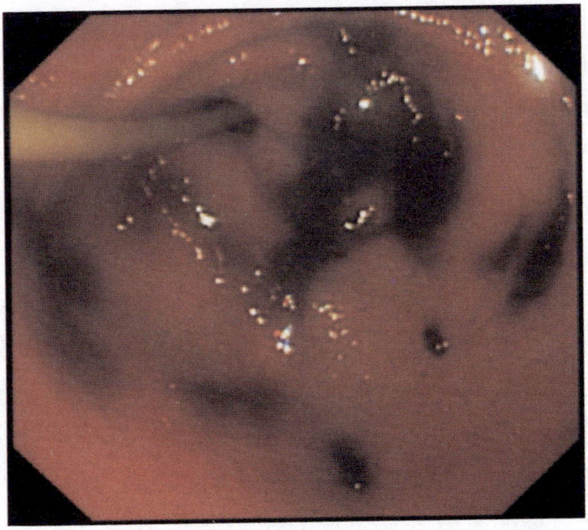

图 15-3 胃镜下见黏液池内大量暗红色血液

分析与讨论

该患者皮肌炎诊断明确，突出表现为皮肤及内脏的血管炎。皮肤血管炎表现为手足 Gottéron 征处破溃、结痂，以及双足拇趾坏疽样表现。内脏血管炎症状表现为胃镜下多处黏膜脱失样溃疡改变。经足量激素、CTX 及免疫球蛋白治疗病情仍快速进展，最终死亡。皮肌炎消化道受累表现多样，食管动力障碍最常见，有报道在多发性肌炎/皮肌炎中的发生率为 25%～60%。此外，小肠假性梗阻、胃肠道穿孔、自发性腹腔血肿、肠壁囊样积气症亦见于文献报道。其胃肠道受累的病理学机制尚不十分明确，一般认为与胃肠道的小血管炎有关，从而导致胃肠壁缺血、出血及穿孔。文献报道皮肌炎合并胃肠道肿瘤的发生率为 10%～21%，其中大部分胃肠道肿瘤来源于结肠（6%～46%）。皮肌炎合并消化道出血少见于文献报道，I Marie 等曾报道 1 例皮肌炎合并上消化道出血，临床表现为黑便。胃镜下见胃及十二指肠多发小溃疡，病理提示小血管炎改变。Mohammad Al-Haddad 等曾报道皮肌炎致食管憩室形成，引起上消化道出血。

该患者入院初经甲基泼尼松龙 80mg qd 治疗期间恶心、呕吐等症状曾一度缓解，足趾坏疽样改变及手足 Gottéron 征处破溃亦改善。但在激素减量后胃肠道症状及皮损同时加重，提示皮肤及胃肠道血管炎可能同步进展。治疗方面，胃镜下钛夹钳夹止血仅为对症治疗。外科手术切除病变胃肠段为治疗方法之一，但若原发病不能有效控制，则有术后其他消化道部位再次出血可能。药物治疗方面，单独及联合免疫抑制剂有效治疗皮肌炎致消化道出血尚未见报道。I Marie 等报道的病例中，应用免疫球蛋白1g/kg，连续2天/周，共6个月治疗，随访一年患者未再有消化道出血及皮肤、肌肉症状。

该病例有助于加强对皮肌炎胃肠道受累以及皮肌炎的血管炎表现的认识。皮肌炎合并消化道出血病情凶险，对其发病机制、病理生理过程、预后和行之有效的治疗方案尚需进一步研究。争取早期诊断、积极治疗以改善预后。

（张　宁　费允云　张　文）

专家点评

田新平医师：虽然多发性肌炎和皮肌炎同属于炎性肌病，但多发性肌炎是一种以T细胞介导的细胞毒杀伤作用为基本发病机制的自身免疫性疾病，而皮肌炎则是由具有细胞膜攻击作用的C5b-9复合物介导的微血管病变为基本发病机制的疾病，这是造成二者除肌肉病变外临床表现差异的重要原因。因此在临床上皮肌炎患者的血管炎表现较多，如具有疾病特征性的皮疹和肌肉外脏器受累等。皮肌炎的胃肠道受累在临床上并不少见，但通常表现轻微，最常见的是动力障碍，随着肌肉病变的好转多能缓解；但皮肌炎合并严重胃肠道病变者罕见，主要为血管炎和血管栓塞所致，可以表现为腹痛、出血、穿孔和胰腺炎，需及时作出诊断并进行积极治疗。总的来说皮肌炎合并重症胃肠道受累。如消化道出血和胰腺炎的患者预后很差，即使经过积极治疗死亡率仍然极高。本例患者在临床上血管炎表现突出，胃肠道出血也是血管炎表现的一部分，尽管得到了及时的诊断，也采取了积极的治疗措施，但患者最终没有抢救过来。本例是一个很好的病例，提示临床医师，要重视皮肌炎患者的胃肠道表现，尤其是重症表现。

病例16 发热、听力下降—急进性肾炎—抗蛋白酶3抗体阳性—移植肾复发

病例摘要

患者男性，48岁。1999年4月底出现发热，最高体温38℃，耳鸣及听力下降，并逐渐出现双手近端指间关节、腕、膝及肩关节肿痛、活动受限和压痛阳性。6月初出现少尿、颜面及双下肢水肿。外院查血压（BP）150/90mmHg。血白细胞（WBC）和血小板（PLT）计数正常，血红蛋白（Hb）107g/L；尿检测示红细胞（RBC）满视野，异常形态RBC＞80%；血生化：血肌酐（Scr）829μmol/L，尿素氮（BUN）34mmol/L，转氨酶、白蛋白、血糖、血脂及电解质基本正常；红细胞沉降率（ESR）92mm/1h；C反应蛋白（CRP）19.4mg/dl；抗中性粒细胞胞质抗体（ANCA）示胞质型（c-ANCA）1∶80，蛋白酶3（PR3-ANCA）（+++），核周型（p-ANCA）和髓过氧化物酶（MPO-ANCA）阴性。柯瓦像示左侧上颌窦炎；胸片未见异常。肾脏穿刺活检病理：光镜下见23个肾小球，其中21个全球硬化伴纤维素性新月体形成；免疫荧光示免疫球蛋白（Ig）G（±）、IgM（+）、补体C3（+）在毛细血管袢呈颗粒样沉积。诊断为韦格纳肉芽肿（WG），联合泼尼松（60mg qd）和骁悉（吗替麦考酚酯1.0g bid）治疗，同时血液透析2次/周。

1999年7月12日第一次收入我院，查血WBC、PLT正常，

Hb 96g/L；尿沉渣示 RBC 30 个/HP，异常 80%；24 小时尿蛋白 1.13g；血 Cr 406μmol/L，BUN 11mmol/L；ESR 31mm/1h；C-ANCA（+）1∶80，PR3-ANCA（+++）；抗核抗体（ANA）、抗可提取性核抗原（ENA）抗体及抗基底膜抗体均阴性。继续给予泼尼松与骁悉联合免疫抑制以及血液透析替代治疗。1999 年 12 月 28 日行同种异体肾移植术，过程顺利，术中静点甲基泼尼松龙 500mg。术前查血 Cr 327μmol/L、BUN 10mmol/L；ESR 和 CRP 正常；ANCA 阴性。术后第一天尿量即恢复正常，第五天行肾血流图提示移植肾血流灌注良好，功能正常，肾皮质显像无排异现象。第六天血 Cr 114.9μmol/L，BUN 6.8mmol/L。治疗上术后第 1～3 天予静点甲基泼尼松龙 800mg/d，口服骁悉（0.75g bid）及环孢素 A（175mg bid）。此后逐渐减为泼尼松（5mg qd）+骁悉（0.75g bid）+环孢素 A（150mg qd）维持治疗。定期复查血尿常规和肝肾功正常，ANCA 阴性。

2003 年 7 月出现发热，最高体温 38.5℃，伴口腔溃疡、下肢出血性皮疹；尿常规示红细胞（++），蛋白（++）；血 Cr 增高至 174μmol/L。8 月 7 日再次住院诊治，查血 WBC、PLT 正常，Hb 92g/L；血 Cr 203.3μmol/L，BUN 11mmol/L；ESR 120mm/1h，CRP 5.61mg/dl；c-ANCA 1∶320。移植肾穿刺活检病理：系膜基质细胞增多，有较少炎性细胞浸润，小血管壁增厚；免疫荧光阴性。考虑 WG 复发。给予泼尼松（60mg qd）+环磷酰胺（CTX 0.2g qod）+环孢素 A（150mg qd）联合治疗。尿蛋白转阴性，血 Cr 逐渐下降至正常范围。规律随访，患者病情平稳。

分析与讨论

韦格纳肉芽肿（Wegener granulomatosis，WG）是一种主要

侵犯小动脉、微动脉及小静脉的系统性坏死性肉芽肿和血管炎性疾病，典型表现具有上呼吸道、肺和肾病变三联征。20%以肾脏病变起病，病程中80%可出现肾脏受累，且一旦出现进展迅速，多为急进性肾小球肾炎，病理特点是局灶性、节段性、坏死性新月体肾小球肾炎，免疫荧光检测提示微量或无免疫球蛋白及补体沉积。肾功能下降者死亡风险是未出现肾脏损害者的5.4倍。约90%以上病情活动的WG患者血清PR3-ANCA阳性，缓解期不足半数阳性。本例患者临床主要表现为急进性肾小球肾炎，同时有上呼吸道（鼻窦炎）、关节、皮肤等系统受累；血清学示PR3-ANCA阳性；肾脏病理具有特征性改变，因此该患者WG诊断明确。

鉴于WG、Churg-Strauss综合征、显微镜下多血管炎的病理改变（主要累及小血管，荧光均为无或很少免疫球蛋白以及补体沉积）、临床特点（具有肺、肾小球损害）和实验室检查ANCA阳性，具有一定的相似性，故目前将三种小血管炎合成为ANCA相关血管炎（AAV），其中WG主要与PR3-ANCA、显微镜下多血管炎主要与MPO-ANCA相关。20世纪70年代以来，普遍采用激素及细胞毒药物治疗后，AASV的预后得到明显改善，但仍有20%（主要是WG和显微镜下多血管炎）最终会出现终末期肾功能衰竭而需替代治疗，因此肾脏替代治疗对这部分人群是必不可少。目前国内尚无关于AAV行肾移植治疗指征及预后的文献报道，我们结合本例WG，综合分析国外资料提高对AAVS肾移植的认识，以便根据患者具体情况选择肾脏替代治疗的方式，改善已出现终末期肾功能衰竭AAV的预后。

肾脏替代治疗包括透析（又分血液透析和腹膜透析）和肾脏移植，毋庸置疑，对那些需要替代治疗的AAV患者，肾脏移植相比透析患者的生活质量会有显著提高。AAV肾移植禁忌证与因其他病因肾移植无明显不同，如全身散在性恶性肿瘤、感染、严重心脑血管疾病、结核、活动期肝炎及重度骨髓抑制时等，但若WG出现严重的鼻黏膜萎缩，也要慎重，因术后极易出现局部奴卡菌感染，若感染播散死亡率极高。受者的年龄与肾移植术的效果有较大的关系，以12～50岁较好，但受者最高年龄并没有一个绝对明确的界限，有年龄高达83岁接受肾移植的报告。

怎样选择行肾移植的最佳时机，目前无统一标准。尽管有因AAV病情持续不缓解行肾移植成功的病例，但大多数学者还是认为为了减少移植肾的复发，肾移植前应进行积极治疗，肾移植应选在病情稳定期，在移植前一般要透析3～6个月，以尽量清除血液循环中的抗体，尽可能地纠正贫血及水、电解质紊乱、调节好血压。实际上所谓的最佳时机，是依各人的体质、尿毒症的病情、各器官功能的健康状况等而定，不能一概而论，要依靠风湿免疫科和肾移植医师共同做出决定。

长期透析的AAV患者1年生存率为74%～95%，5年生存率为40%～79%，与同年龄段因其他疾病而行透析者无明显差异，透析方式及透析膜的类型与生存率无关。行肾移植的AAV患者5年生存率为77%～80%，移植肾5年生存率为60%；因其他原因导致终末肾功能衰竭患者行肾移植后5年生存率为79%，移植肾的生存率为56%。Wilhel等比较WG、IgA肾病、多囊肾及糖尿病肾病肾移植后的受者及移植肾的10年生存率，受者10年生存率分别为80.0%、84.5%、70.9%、49.3%，移植肾10年生存率分别为65.4%、63.3%、72.4%、59.7%，进行统计学分析后认为受者与移植肾的生存率WG与非WG无统计学差异。

透析过程中（30%～50%）AAV出现病情复发，复发率为0.09～0.3/患者/年，等同于其他未进行替代治疗的AAV，WG复发率是显微镜下多血管炎的3.2倍，PR3-ANCA阳性与MPO-ANCA阳性者无差异。行肾移植后17.3%的AAV出现了病情复发，复发率0.02~0.1/患者/年，明显低于同期透析者。复发距肾移植平均时间为30.9（4~89）个月，其中55%复发时再次出现肾脏病变，但程度均较第一次发病时轻，45%仅表现为肾外器官受累，经治疗大部分可很快缓解，本例患者复发后的病情明显轻于首次发病时，且对治疗反应较好。行肾脏移植术的WG与显微镜下多血管炎、ANCA类型复发率均无显著性差异。

我们已经分析需进行肾脏替代治疗的AAV患者，肾移植者较透析者生存率高，复发风险低。研究认为这种结果可能主要归功于术后免疫抑制药物特别是对T细胞和B细胞活性均有抑制作用的环孢霉素A和FK506的应用。AAV病因不清，但T细胞和B细胞在致病过程中的协同参与作用通过各种实验已被证实，因而免疫抑制药物在AAV肾移植中有双重作用，既防止排异反应发生，又可控制全身血管炎病情活动。研究表明AAV肾移植后的两药免疫抑制法（环孢霉素A和糖皮质激素）与两种三药免疫抑制法（环孢霉素A和糖皮质激素，分别加用硫唑嘌呤及麦考酚酸酯）相比，三种治疗方法移植肾的1年、5年存活率无统计学差异。目前也有很多实验证实是否应用环孢素A对预后无影响，仅用硫唑嘌呤与糖皮质激素也可得到比较满意的预后。这可为本例患者今后的治疗提供很好的指导，以便使治疗达到最佳量效比，减少药物用量，降低费用，改善预后。

总之，对已达到终末肾功能衰竭的AAV肾移植可行，尚需要进行前瞻性研究，以进一步了解AAV肾移植患者的预后及其影响因素。

（王玉华　吴庆军）

专家点评

苏金梅医师：韦格纳肉芽肿20%以肾脏起病，80%可出现肾脏受累，并一旦出现进展迅速，多为急进性肾小球肾炎。20世纪70年代以来，激素和细胞毒药物的治疗使ANCA相关性血管炎的预后得到了明显的改善，但仍有20%最终会出现终末期肾功能衰竭需替代治疗。对于这部分患者，本文复习了国外文献，让我们深入了解了替代治疗后病情复发、治疗和预后的情况，值得学习。

病例17 呕吐、腹泻、神志异常

狼疮胃肠道受累、平滑肌受累已有不少报道，越来越为临床医师所认识，缩短了诊断时间。我们报道一例典型的狼疮平滑肌受累的患者，详细描述其临床表现和影像学特征，特别是通过胃肠通过时间实验（GITT）这一检查加深对胃肠道平滑肌受累程度的认识。另外，这类患者因胃肠道受累，治疗特别是口服用药有很大难度，我们期望通过这例成功治疗患者的经验来探讨这类疾病的治疗原则。

病例摘要

患者男性，35岁，因“呕吐、腹泻3个月”于2009年7月6日入住北京协和医院消化科。2009年4月，进食不新鲜食物后出现恶心、呕吐，腹泻每日10次以上，为褐色稀糊便，可见脓，里急后重，下腹疼痛，食欲减退，伴发热38.0℃，头孢克肟、拜复乐（莫西沙星）等抗菌药物治疗后无好转。2009年6月底在北京宣武医院就诊，便常规WBC 0～1/HP，大便潜血试验（OB）弱阳性，便找寄生虫、便普通培养阴性，尿常规蛋白阴性至（+/-），血常规WBC 2.88×10^9/L，Hb 95g/L，PLT 88×10^9/L。血ALB 29g/L，血钾最低至2.5mmol/L，ANA 1：1000（+），抗ENA：抗U1RNP（+）。腹部CT：肠管积气、积液，腹主动脉周围、肠系膜根部淋巴结增多、增大；腹部超声：双肾盂轻度分离。对症支持治疗无缓解，并出现一过性神志异常，呼之不应，自行恢复。有光过敏，记忆力下降，夜间有大小便失禁，体重下降20kg。**入院查体：**生命体征平稳，颜面部可见蝶形红斑，肠鸣音1次/分，移动性浊音阳性，右上腹及右下腹压痛。入院诊断：系统性红斑狼疮可能性大，胃肠道受累，失蛋白肠病，胃肠动力低下。

诊治经过：WBC 3.76×10^9/L，Hb 88g/L，PLT 184×10^9/L。尿常规：Pro≥3.0g/L，RBC 25/μl，管型4.70/μl，为颗粒、透明管型。便常规正常。ALB 34g/L；肾功正常。血清补体C3 0.59g/L（↓）、C4 0.11g/L（↓）、CH50正常。血清IgG 26.0g/L（↑），ESR 115mm/1h。ANA HS 1∶1280，抗dsDNA-ELISA 156U/ml，抗dsDNA-IF（-），抗Sm抗体（印记法）28、29、13.5kD，抗RNP（双扩散法）1∶64。立位腹部平片：腹部局部肠管胀气扩张。腹部超声：左肾盂扩张，宽0.7cm，输尿管上段可见扩张，宽约0.6cm；腹部CT+小肠重建：小肠肠管弥漫轻度扩张；膀胱挛缩，壁不规则增厚，双侧输尿管全程略增宽；腹膜后多发小淋巴结（图17-1）。胸部HRCT：右肺上叶陈旧性肺结核。7月10日给予甲基泼尼松龙40mg q12h×7日治疗，7月17日改为泼尼松龙60mg/d。患者恶心、呕吐、腹痛、小便控制明显改善，腹泻次数仍较多，并出现记忆力下降、性格暴躁，夜间情绪较白日不同，主诉要“病死”。考虑狼疮脑病不除外。脑脊液常规：无色透明，压力53cmH_2O，细胞总数2×10^6/L；生化：蛋白0.24g/L，葡萄糖3.3mmol/L，氯化物121mmol/L。头颅MRI：右侧脑室较左侧增大，双额颞硬膜下积液。7月21日为进一步诊治转入风湿免疫科病房，血Hb 101g/L，ALB 29g/L，ESR 42mm/1h；尿常规：Pro 1.0g/L，RBC 84.9/μl，24小时尿蛋白0.90g；便常规+OB：灰白色黏便，WBC 8～12/HP；继续给予静脉甲基泼尼松龙40mg/d，再普乐 2. 5mg q12h 治疗，患者精神状况好转，便量便次减少，少量稀水便约每日十次。根据血 WBC 水平适时加用 CTX，患者逐渐恢复进食、精神状态稳定好转，排黄色糊样便每日约 10 次，量少。胃肠通过时间实验（GITT）显示钡条完全排出时间大于 10 日（图 17-2）。8 月 19 日患者出院，出院时腹部无压痛、反跳痛，肠鸣音 1 ~2 次/分。出院诊断：系统性红斑狼疮，消化、泌尿系统受累，狼疮肾炎，狼疮脑病。门诊随访，激素规律减量，随诊 1 年余，CTX 总量累积 9g，排成形糊便约 2 次/日。

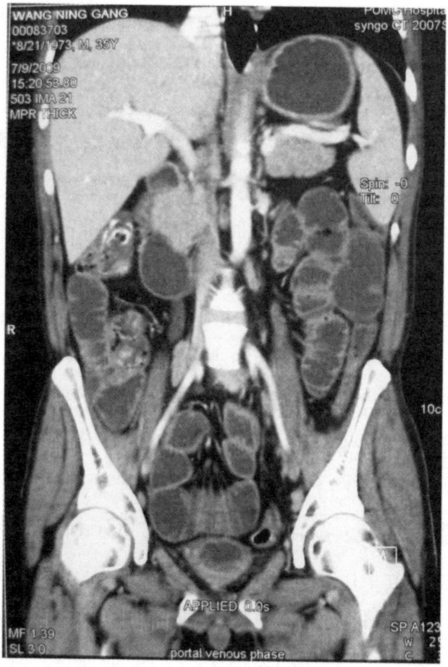

图 17-1　腹部增强 CT 示肠管弥漫扩张，肠腔积液；膀胱挛缩，壁不规则增厚

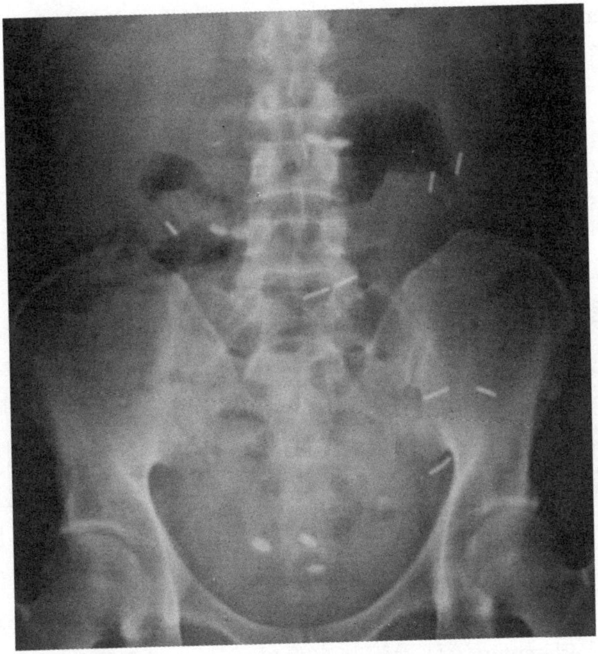

图 17-2 GITT 实验开始后 10 日腹平片

分析与讨论

患者为青年男性，慢性病程，腹泻、呕吐等消化道症状为突出表现，详细评估后发现血液系统、肾脏、神经系统均有异常，结合面部蝶形红斑、光过敏，免疫指标异常（ANA、抗 ds-DNA、抗 Sm 抗体阳性），系统性红斑狼疮（SLE）诊断明确，入院后迅速开始针对性治疗，最终患者病情获得缓解。患者在外院辗转3个月，未得到明确诊治，是因为对系统性红斑狼疮的消化道受累缺乏认识。本患者诊治过程中应注意以下问题。

1. 如何早期诊断SLE胃肠道受累

患者慢性腹泻为主要表现，原因有消化不良性、炎症性和分泌性。本患者进食少而腹泻明显，无药物、毒物史，无肿瘤、糖尿病史，渗透性和分泌性腹泻可能性小，大便黏液脓性、病原学检查阴性、多种抗生素治疗无好转，考虑非感染炎症性腹泻可能性大，此时应想到结缔组织疾病，最常见是SLE。虽然系统性红斑狼疮的分类标准中没有提到消化道症状，但SLE合并胃肠症状并不少见，徐东等报道我院SLE患者消化系统受累发生率22%，其中30.8%患者以消化系统症状首发。本例患者系统受累明显，容易想到消化道症状与SLE有关；当消化道症状为主要甚至唯一表现时就容易误诊或漏诊；熟悉SLE胃肠受累的临床表现，积极寻找多系统受累的证据和抗体筛查可以辅助诊断。因为消化道和泌尿系共有平滑肌组织，泌尿系检查尤为重要，Perlemuter等认为膀胱容量的减少、双侧肾盂积水、移动性运动综合波的Ⅲ期低振幅和肠道运动减低可作为SLE广泛的平滑肌受累的诊断标准。合并雷诺现象、补体减低或ANCA阳性的SLE患者更易出现消化系统症状。诊断SLE胃肠受累时应除外并发症（如尿毒症、病毒感染）或药物不良反应。

2. SLE胃肠受累临床表现

Osler最早在1895年指出SLE可以消化道症状为突出表现，可模拟各种类型的消化道疾病。特异性的病理生理学类型包括：肠系膜血管炎、失蛋白肠病（PLE）、假性肠梗阻（IPO）和较少见的胰腺炎、胆囊炎、麦胶性肠炎或肠气囊肿等。受累部位可从口腔到肛门。消化道症状包括畏食、恶心、呕吐、吞咽困难、腹痛、腹泻、便血等。

狼疮性肠系膜血管炎也称狼疮性肠炎或胃肠血管炎，是最常见的SLE肠道受累表现。据报道，世界范围内狼疮患者中的发病率为0.2%~9.7%，亚洲发病率最高；有急性腹痛的SLE患者中发病率达29%~65%。研究发现此类患者血清抗血管内皮细胞抗体效价显著升高，且与狼疮抗凝物、抗心磷脂抗体和抗β_2糖蛋白抗体相关，结合病理分析，考虑炎症性血管炎或血栓性血管炎是主要病理机制。临床表现为不同程度腹痛、发热、腹胀、腹泻、呕血、黑便，甚至肠坏死和穿孔。腹部增强CT有助于诊断，可发现特征性的肠壁增厚——“靶环征”，肠系膜水肿、系膜血管狭窄或充血——“梳样征”和水肿，并评估病变范围。

SLE相关失蛋白肠病发生率1.9%~3.2%，近一半患者以此为首发症状，可能与黏膜溃疡、血管炎和补体或炎症因子引起的血管通透性增加有关。PLE患者全身水肿明显，可有双侧胸腔积液、腹腔积液，仅50%出现非脂肪性腹泻、腹痛等消化道症状，也可出现肠管扩张、肠壁增厚等肠系膜血管炎表现，血清补体和白蛋白明显减低，常与其他系统受累伴发。患者ANA均为斑点型或斑点均质型阳性，47%患者抗Ro抗体阳性，78%患者SLEDAI评分为轻中度狼疮活动。与特发性失蛋白肠病和肠系膜血管炎患者相比，此类患者红细胞沉降率、胆固醇更高，血脂更低。诊断是除外性的，^{99m}Tc人白蛋白放射性示踪检查有助于诊断和监测病情，蛋白丢失部位多在小肠。肠镜检查意义不大，多数情况下镜下黏膜正常，活检病理亦无特征性改变。

假性肠梗阻常见于疾病活动期，2/3患者可合并输尿管肾盂积水和/或膀胱炎（膀胱体积缩小）。此病少见，国际上只有数十例报道。发病机制可能是因为自身抗体或血管炎引起的平滑肌细胞、神经损伤或坏死，炎症细胞浸润，甚至浆膜炎和纤维化。患者临床表现为不同程度的腹胀、腹痛、恶心、呕吐、腹泻、便秘等，抗增殖细胞核抗原抗体（anti-PCNA）、抗 Ro 抗体和抗 RNP 抗体的阳性率较高。食管或胃窦十二指肠测压证实消化道蠕动波减弱减少，甚至消失。CT 等影像学证实肠管内大量积液、肠壁增厚、膀胱缩小和肾盂输尿管积水。

肠系膜血管炎、假性肠梗阻、失蛋白肠病并非截然分开，可以同时出现。本例患者以假性肠梗阻为主要表现，合并膀胱炎和肾盂输尿管积水。患者起病早期无明显蛋白尿，而血 ALB 明显减低，不除外存在肠系膜血管炎引起白蛋白丢失；后期大量蛋白尿、低白蛋白血症由狼疮肾炎引起。

3. 如何评估病情和预后

我院徐东报道合并胃肠道受累患者与非肠道受累的 SLE 患者 SLEDAI 评分相似，但死亡率明显增加（10.3% 比 2.2%），死亡原因有肠道穿孔和出血、肺栓塞、肺泡出血。提示此类患者 SLEDAI 评分不能完全反映病情活动度。监测消化道症状、影像学、治疗反应和严重急腹症的发生，有助于判断预后。

4. 怎样选择治疗方案

一般治疗，如合理的肠道休息、肠外营养支持、失蛋白肠病和假性肠梗阻患者可考虑奥曲肽治疗。激素和免疫抑制剂使用尚无标准可循。不同临床表现治疗选择和疗效不同。

狼疮性肠系膜血管炎及时大剂量激素治疗常能缓解，Y G Kim 发现肠壁水肿严重（肠壁厚度大于 9mm）、激素治疗时间短、激素累积剂量小者易复发，可能需要联合免疫抑制剂治疗，大面积肠缺血或肠穿孔应尽早手术治疗。

CC Mok 和 KY Ying 曾总结治疗经验和文献，单用足量激素治疗，88% PLE 患者可获得缓解，31% 在减量维持中复发。激素联合免疫抑制剂如环磷酰胺（1g/月冲击治疗）或硫唑嘌呤[1 ~ 2mg/(kg · d)]，完全缓解率可达 90%，平均随访 5 年，复发率仅 6%，且无明显不良事件发生。是否初始治疗即选用免疫抑制剂，目前仍有争议。Kim 报道了 7 名 PLE 患者，其中 4 名胆固醇大于 248mg/dl 患者对单纯激素治疗［1mg/(kg·d)］反应良好，而另 3 名胆固醇小于 219mg/dl 患者仅在加用环磷酰胺（$500mg/m^2$/month）后才缓解，提示胆固醇水平可能帮助初始治疗选择。

假性肠梗阻（IPO）治疗应选择大剂量激素和免疫抑制剂，并抗生素抑制细菌过生，促动力药物和全肠外营养支持。我院侯勇医师报道 11 例 IPO 患者均给予足量激素治疗，4 例行甲基泼尼松龙冲击治疗，7 例合并运用 CTX，除一例死亡，病情均缓解。G Perlemuter 报道部分患者经 1g/d 甲基泼尼松龙冲击治疗，全肠外营养支持时间达 2～8 周。早发现早治疗多数患者反应较好，延迟诊治可能造成不可逆结构或功能损坏，如肠壁纤维化和神经丛损伤，报道死亡率高达 18%。

SLE 患者合并急腹症，如有穿孔、出血或坏死表现，应及时手术治疗。Medina 报道早期手术治疗（24～48 小时）无死亡，48 小时后死亡率达大于 90%。

5. 狼疮脑病与硬膜下积液、心境障碍

系统性红斑狼疮的神经精神系统损害又称神经精神狼疮（NPSLE），包括中枢神经系统和周围神经系统损害，前者又称狼疮脑病。NPSLE 的中枢神经损害，正如狼疮的胃肠道表现一样，变异性很大，临床症状丰富，诊断困难。1990 年专家共识中列举的狼疮脑病的表现有 29 条之多，1999 年 ACR 对狼疮脑病的分类定义将其简化为 12 条：无菌性脑膜炎、脑血管疾病、脱髓鞘疾病、头痛、运动障碍、脊髓疾病、癫痫综合征、急性精神混乱状态、焦虑障碍、认知异常、心境障碍和精神病。其病理机制包括：缺血性损伤、出血、白质病变、神经元功能异常和心理反应缺陷。

队列研究显示神经精神性狼疮的发病率在 30%～40%。已知危险因素有狼疮明显活动、曾有狼疮脑病发作和持续中高效价抗磷脂抗体阳性。全面详细的狼疮脑病评估，包括脑脊液检查、头颅影像学、脑电图、神经精神功能测试、肌电图、血管超声和眼底检查等。头颅 MRI 是最基本的检查，典型的表现是 T_2 加权像皮层下和脑室旁白质点状高信号。常规 MRI 对狼疮脑病敏感性 40%~50%，特异性 60%~80%；特别是对弥漫性狼疮脑病，常规 MRI 不一定能发现异常，一些新的影像方法如 MRS（核磁波谱）、MTI（磁转移成像）、PET/SPECT 逐渐运用于临床。抗体检测是另一个诊断研究热点，多种抗体与狼疮脑病相关，如抗神经元抗体、抗内皮细胞抗体、抗磷脂抗体、抗 SSA、抗 Smith、抗组蛋白和抗核糖体 P 抗体等。

SLE 相关的硬膜下积血引起头痛、肿瘤样占位效应的报道并不少见；硬膜下积液报道罕见。DJ Shaskey 1995 年报道一例 CTD 女性患者发生自身免疫性脑炎和脑膜炎，出现硬膜下积液合并急性意识功能障碍，经大剂量激素治疗后积液吸收，意识好转。本患者病程中有嗜睡史，35 岁壮年期 MRI 发现硬膜下积液和老年样脑改变，脑脊液和影像学检查除外感染后，考虑狼疮脑病诊断成立，患者无明显器质性脑病，无需强化治疗；继续足量激素治疗，患者上述症状好转。

心境障碍是仅次于头痛的狼疮脑病症状，发生率 10%~20%；一些单中心的研究结果甚至更高。Zahra 在伊朗 SLE 患者自评量表调查中发现 60% 患者符合抑郁状态，最常见的三种主诉是乏力、易激惹和悲伤。许多其他慢性免疫相关疾病，如白癜风、溃疡性结肠炎等患者中抑郁也很普遍。本患者病程中性格暴躁、易激动、诉“要死”，符合抑郁状态，可能与心理反应缺陷或神经元功能异常有关，对症治疗后好转。在 SLE 患者治疗中，监测精神情绪状态，可早期发现异常，及时开始治疗，改善预后。

总之，这是一例典型的狼疮平滑肌受累的病例，临床表现为腹泻、尿频，这类患者因生活质量严重受影响，易出现情感障碍，抗SSA阳性多见，影像学CT有相对特征性改变。治疗的时间偏长，特别是静脉用药时间，CTX有效，以静脉用药为主。治疗早期还应积极的对症支持治疗，包括静脉营养、控制神经精神症状的治疗。我们这例患者还出现了硬膜下积血的表现，在狼疮脑病中目前并不常见，通过这个病例以期对狼疮脑病有更进一步的认识。

（李源杰　苏金梅　徐　东　李梦涛）

专家点评

徐东医师：以消化系统为首发表现的狼疮虽然并非罕见，但在临床工作中易被误诊而延误治疗。而消化系统受累的狼疮患者本身对治疗反应慢，效果欠佳，因此治疗时机就显得更加重要。这例患者同时存在血液系统、神经系统受累，多系统受累的患者相对会想得较多而得以诊断。但对于单纯消化系统受累的患者，在长期治疗效果不佳时应警惕全身疾病的可能。此外，由于SLEDAI评分中并未提及消化系统，因此对于这类患者SLEDAI评分并不能充分反映患者的疾病严重程度，在治疗时需考虑到这点。治疗方面，除了应用激素，营养支持治疗以及免疫抑制剂的应用也非常重要。由于肠道病变导致肠吸收受影响，早期以静脉应用药物效果较好。

病例18 口腔溃疡—尿崩症—全身多发溃疡

病例摘要

患者男性，55岁，因“反复口腔溃疡35年，双耳溢脓12年，全身多发溃疡1年”于2011年2月入北京协和医院住院治疗。患者无明显诱因于35年前反复口腔溃疡，3~5个月出现一次。15年前口腔溃疡加重，发作频繁，每2周发生一次。12年前出现双耳内脓性分泌物，听力逐渐下降。8年前出现牙齿片状脱落，至今仅剩右上一颗磨牙。3年前反复出现肛周溃疡，伴有双侧腹股沟皮疹、瘙痒，逐渐出现双侧腹股沟溃疡，肚脐脓性分泌物，未诊治。1年前出现唇周及鼻尖处瘙痒性皮疹，后逐渐出现双侧口角溃疡。患者自发病以来，弥漫性脱发；有口干，无腮腺肿大、眼干；无发热、关节肿痛、眼炎、外阴溃疡；无颜面红斑、光过敏、雷诺现象；无肉眼血尿、头痛、咳嗽、咯血等症状。食欲略减低，精神可，二便如常，体重无明显变化。既往史：1995年发现食管裂孔疝；1999年出现烦渴、多饮，最多30L/d，在当地医院诊断为“精神性多饮”，曾给予中药治疗，现饮水、排尿正常。2000年发现食管静脉曲张；高脂血症10余年；发现高血压病10年，未规律治疗，后随访血压基本正常。2010年曾行肛裂修补术，创面愈合不佳。术后曾出现一过性胸腔积液，治疗后好转。红霉素过敏史。**个人史：**有饮酒史20余年，偶大量，戒断10余年；二手烟接触史20余年。**家族史：**母亲死于脑血栓，曾有反复口腔溃疡。**入院查体：**体型肥胖。双侧耳后可见多发溃疡；外耳道、肚脐可见脓性分泌物，口周、鼻尖部、双侧腹股沟区可见多发皮疹、溃疡，脓性分泌物；口腔黏膜多发溃疡，牙龈红肿，牙齿脱落，只剩右上一颗磨牙，咽部充血，双扁桃体无肿大。浅表淋巴结不大。心、肺、腹（-）。肛周大面积溃疡，可见多处陈旧性手术瘢痕。**诊治经过：**血常规：WBC（2.70～3.48）×10^9/L，N 66.9%～75.8%，Hb、PLT 正常；尿、便常规（-）；肝肾功能：GGT 99～103U/L，UA 418～470μmol/L，余正常；淋巴细胞亚群：B 细胞比例及计数显著减少，T 细胞计数减少；$CD4^+$/$CD8^+$ 比例倒置；纯真 $CD4^+$T 细胞缺如；$CD8^+$T 细胞有异常激活。感染方面：分泌物培养回报：草绿色链球菌、金黄色葡萄球菌、肺炎克雷伯菌 ESBL（+）。中耳拭子回报：奇异变形杆菌。淋巴细胞培养 + 干扰素测定 A + B：28 + 0。G 试验 47.81pg/ml。炎性指标：ESR 33mm/1h；CRP 16.8mg/L；血液学指标：IgG 17.8g/L；免疫电泳：M 蛋白为 IgG κ 型，6.9%，4.55g/L；骨髓涂片及活检均未见明显异常；肿瘤指标：CA242、CA199、T/F-PSA、AFP、CEA、CA724、CA125 均（-）；免疫指标：RF 24U/ml；ANA（+）S 1∶160；抗 SSA 抗体（+）1∶4、52kD；抗 SSB 抗体 45、47kD；ANCA（-）；HLA-B5（-）。全身骨扫描：下颌骨放射性异常增高，考虑炎性病变；左股骨下段病变，性质待定。头颅 MRI：双侧颞叶局部、左侧放射冠略长 T_2 信号，FLAIR 上呈高信号，血管炎性脑病？筛窦囊肿。胸部 CT：左肺上叶致密结节影伴索条影，双肺内多发淡片、微小结节及不规则薄壁囊变影，LIP？纵隔内甲状腺肿。腹部 CT：脂肪肝，右肾上腺结合部低密度结节，腺瘤不除外，左肾上极小囊肿，腹主动脉及其分支动脉硬化。鼻窦 CT：口腔软组织明显肿胀增厚，内见多发含气空洞，硬腭骨结构不规整，密度不均，可见囊状低密度区；

双侧外耳道软组织增厚，左侧腮腺后方软组织明显肿胀，脂肪间隙消失或模糊。韦格纳肉芽肿（WG）？结缔组织病（CTD）并发淋巴瘤？颈部增强 CT：口咽周围软组织密度影，并舌底周围不规则软组织密度影，上颌骨及下颌骨骨质破坏吸收，左侧颈部巨大肿块，合并右颈部数个增大淋巴结，恶性可能。眼科会诊：Schimer 试验 5mm、5mm，BUT 4s、4s，角膜染色（-）；眼干证据不充分。口腔科会诊：口感检查因张口受限不能配合。耳鼻喉科会诊：PE 双耳郭软骨异常柔软，外耳道大量灰白色分泌物，清洗后见双外耳道软骨部皮肤增生，有肉芽形成；骨膜窥不清。2011 年 3 月 11 日行下唇右侧黏膜溃疡处组织活检术，术后病理回报：（口腔）鳞状上皮下有成片组织细胞及散在嗜酸细胞，符合朗格罕细胞增生症（Langerhan's cell histocytosis，LCH）。免疫组化：AE1/AE3（-），CD1α（++），S-100（++），CD68（++）。治疗及转归：患者转入血液科，行 COEP 方案化疗：环磷酰胺 1.4g/dl，依托泊苷 200mg/第一天、100mg/(2~3) d，西艾克（长春地辛）4mg/dl，泼尼松 100mg/(1~5) d；并加用沙利度胺 100mg qn 治疗。化疗后患者口唇肿胀及左侧颈部肿物消退，口周、肛周及腹股沟溃疡亦逐渐愈合。

分析与讨论

患者为中老年男性，慢性病程，以反复口腔溃疡起病，之后出现全身多发部位红色斑丘疹，皮肤黏膜溃疡，双耳溢脓、听力下降等临床表现；病程中有弥漫性脱发，有口干、牙齿脱落，炎性指标升高、免疫指标 ANA、抗 SSA（+）。怀疑“结缔组织病”收入风湿免疫科。反复口腔溃疡最常见于贝赫切特综合征，贝赫切特综合征常见皮肤表现为结节红斑、痤疮样皮疹、多形红斑及针刺反应等，而该患者出现多发部位的斑丘疹、溃疡非典型贝赫切特综合征的皮肤表现，并且贝赫切特综合征不能解释患者的多发深大溃疡，因此不支持贝赫切特综合征的诊断。SLE：患者病程中有弥漫性脱发，反复口腔溃疡，ANA、SSA（+），需要考虑 SLE 的可能性；但 SLE 也不能解释耳、皮肤多发脓性斑丘疹、溃疡的改变。pSS：患者病程中有猖獗龋齿的表现，抗 SSA（+），需要考虑有无 SS，但 SS 也无法解释患者多发的深大溃疡和耳部受累、溢脓、听力下降的表现。WG：似乎可以解释耳部受累、溢脓、听力下降的表现，但也无法解释患者的多发深大溃疡，且 ANCA（-），也不支持 WG 的诊断。综上所述，患者有免疫方面色彩，但无法用单一结缔组织病解释，还需要考虑其他或者并发累及全身多系统的疾病、感染、肿瘤等，因此我们进一步完善了检查。

在感染方面：患者出现诸多皮肤黏膜部位化脓性改变，包括口唇、双耳内、肛周、双侧腹股沟、肚脐出现脓性分泌物，结合患者淋巴细胞亚群提示 B 淋巴细胞比例及计数显著减少（$CD8^{+}$ $12\times10^{6}/L$），T 细胞免疫功能减低（$CD4^{+}$ $204\times10^{6}/L$）。考虑患者细胞免疫功能低下，存在机会性感染可能性。考虑存在继发性感染可能性大。常见造成皮肤化脓性感染的如细菌包括非典型分枝杆菌、真菌。分泌物培养回报：草绿色链球菌、金黄色葡萄球菌、肺炎克雷伯菌 ESBL（+）。中耳拭子回报：奇异变形杆菌。化脓性皮疹分散于多部位，培养结果多样，没有血性感染的证据。

在肿瘤方面：免疫电泳提示 M 蛋白，检查发现深部淋巴结、骨、肺、耳部、中枢神经系统等多脏器受累，考虑肿瘤，尤其是血液系统肿瘤可能性大。活检取得病理成为明确诊断的重大突破口。在口腔科的协助下，行下唇右侧黏膜溃疡处组织活检术，术后病理回报：（口腔）鳞状上皮下有成片组织细胞及散在嗜酸细胞，符合 LCH。免疫组化：AE1/AE3（-），CD1α（++），S-100（++），CD68（++）。LCH 起源于不成熟的骨髓树突状细胞（$CD14^+$），因独特的细胞形态和 $CD1a^+$、$CD207^+$ 而区别于其他组织细胞病。预后和治疗反应与起病时病变波及的范围和是否累及“危险”器官（肝、脾、肺、骨髓）相关。成人 LCH 起病年龄 21～69 岁不等，起病症状包括皮疹和黏膜损害、呼吸困难、多饮多尿、骨痛、淋巴结增大、体重下降、发热、齿龈增生、共济失调和记忆障碍。从最初症状出现到确诊往往需要数年，诊断延误者最常以尿崩症状起病，但并非所有患者头颅 MR 检查都能够发现垂体的典型影像学异常。该患者的多饮多尿提示尿崩，但经限水后自愈未能明确诊断。成人弥漫性 LCH 的皮损在头面部可表现为类似脂溢性皮炎，在腹股沟、肛周和生殖器可表现为经抗菌治疗不愈合的多发溃疡。口腔症状包括疼痛、牙龈肿胀出血、多发溃疡、牙周损害和牙齿松动。多发性溶骨性损害（无痛或疼痛）也常见，与儿童不同，下颌骨是骨病变最常见受累部位。此外还有肺部和中枢神经系统受累。符合该患者的临床表现。当然诊断最终取决于活检组织病理。患者化疗后患者口唇肿胀及左侧颈部肿物消退，口周、肛周及腹股沟溃疡亦逐渐愈合。但目前成人 LCH 缺乏对各种化疗方案优劣的比较，而且化疗对肺部病变的疗效不确定。

（彭琳一　费允云）

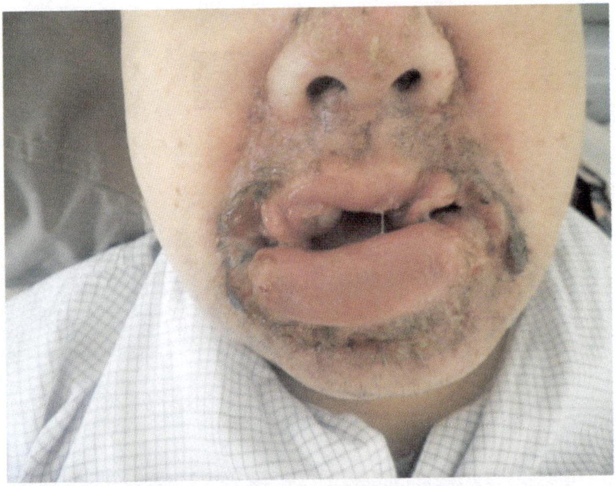

图 18-1　患者口唇部溃疡（化疗前）

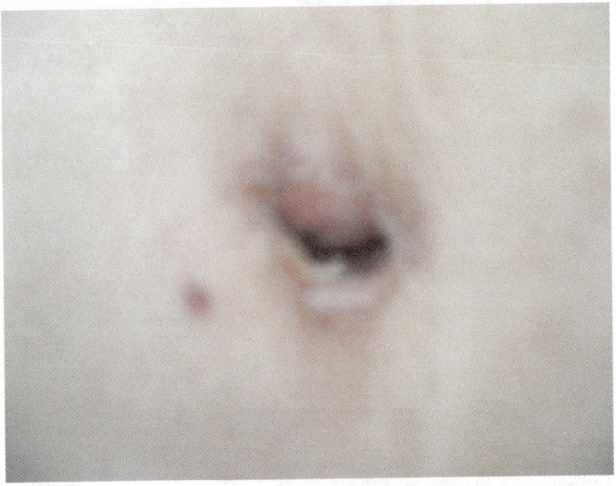

图 18-2　患者脐周溃疡

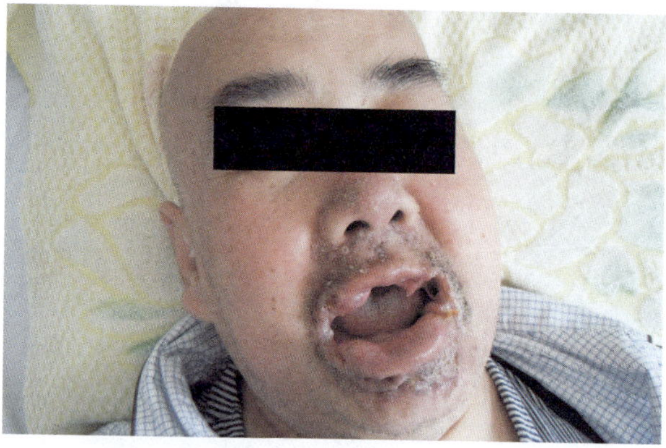

图 18-3　患者口唇部溃疡（化疗后）

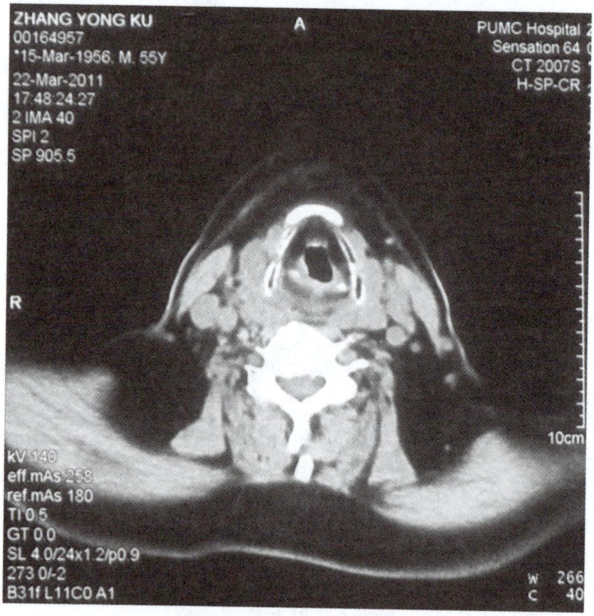

图 18-4　患者颈部 CT

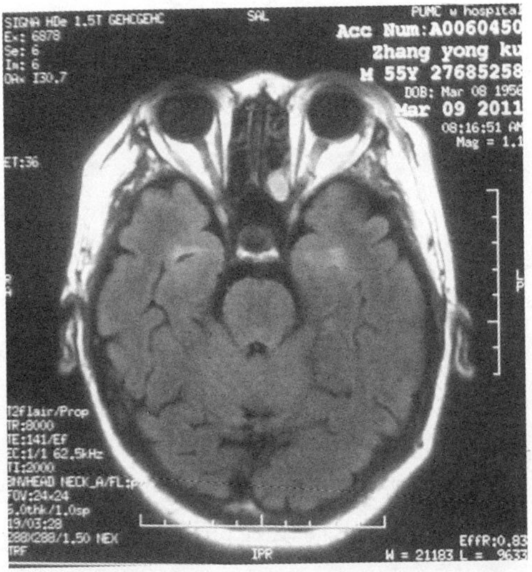

图 18-5　患者头颅 MRI

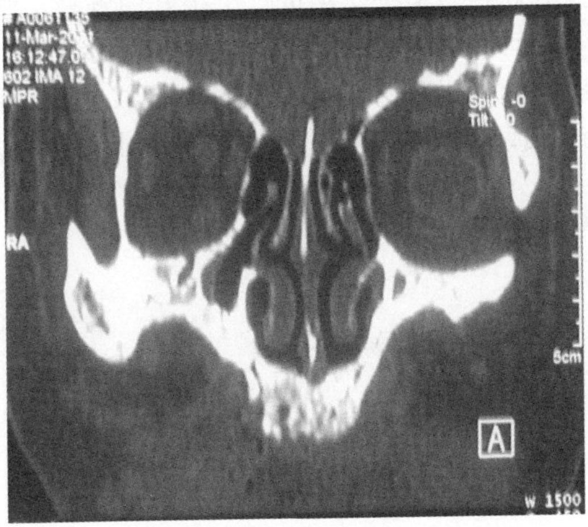

图 18-6　患者鼻窦 CT

专家点评

张文医师：是一个病情复杂的病例。患者病程跨度长，受累脏器多，系统损害累及皮肤黏膜、血液、骨骼、下丘脑等。正如本文讨论部分提到，最初读到该病例需要想到许多疾病的鉴别诊断。在最终得到病理诊断时不由眼前一亮，豁然开朗。回过来仔细分析，其实患者一些特殊的临床表现，如病程中出现的尿崩症，以及检查时发现上颌骨、下颌骨和硬颚骨的骨质破坏，均提示朗格罕细胞增多症的可能，当然病理诊断是金标准。

在本文的讨论中，作者将看似互不关联的种种临床表现用朗格罕细胞增多症的系统受累进行了很好的解释，使该患者诊断中的诸多疑问得到圆满的解答。本例患者的诊断经过提示我们在疑难病的诊断过程中应开阔思路，寻找任何可能的线索，并积极获取病理证据，这样才能更有效地做出正确的诊断。

病例19 肥厚性硬脑膜炎—肺部结节—肌痛—皮下结节

病例摘要

患者男性，38岁，因“头痛18个月，四肢游走性肌痛、胸痛6个月”于2004年10月入院。患者2003年5月无诱因出现左枕部搏动性疼痛，多在下午和夜间发作，每周2~3次，持续30~60分钟，可自行缓解。无头晕、耳鸣，无恶心、呕吐，无发热。10月头痛加重，严重时伴有恶心、呕吐，每日发作，持续时间达数小时，有时夜间痛醒，服镇痛药效果不佳。不伴抽搐、肢体感觉和运动障碍等。当地医院行头部磁共振（MR）显示左枕叶及脑膜病变，右侧上颌窦、筛窦长T_1长T_2号；腰穿脑脊液（CSF）压力>200mmH_2O，细胞数4×10^6/L，蛋白0.80g/L，糖和氯化物正常；予头孢曲松、青霉素、甘露醇等治疗，症状无缓解。2004年1月复查MR示左枕叶片状长T_1长T_2信号，增强后左枕部脑膜、左侧小脑幕增厚并强化（图19-1）。查血常规：白细胞（WBC）11.56×10^9/L、中性粒细胞（N）占0.78、淋巴细胞（L）0.17、嗜酸性粒细胞（E）0.04，血红蛋白（Hb）106g/L，血小板（PLT）468×10^9/L；血肝肾功正常；红细胞沉降率（ESR）70mm/1h。3月份于当地医院行左枕部脑活检术，术中见硬脑膜明显增厚，与脑实质粘连明显。脑膜病理示硬脑膜显著增厚，大量纤维组织增生，浆细胞散在和片状浸润，脑实质内见慢性炎症细胞浸润。术后继续抗生素治疗，头痛无缓解。4月20日予静脉甲基泼尼松龙冲击治疗（500mg/d×3d），当天头痛缓解，遂改口服泼尼松并很快减量。5月初患者右大腿肌肉胀痛、拒按，活动时明显；此后疼痛转至腘窝、小腿和足踝，不伴发热和关节肿痛。6月底出现胸痛、喘憋，无咳嗽和咯血。胸部CT示右肺上叶结节状影，左下肺斑片状影（图19-2）。予万古霉素抗感染治疗无效。9月中旬出现午后低热，右上肢肌痛伴有皮下结节。血WBC 15.3×10^9/L、N 0.85、嗜酸性粒细胞绝对计数 0.14×10^9/L；尿常规正常；血生化：总蛋白（TP）87.2g/L、白蛋白（ALB）33.8g/L、碱性磷酸酶（ALP）660U/L、γ谷氨酰转移酶（GGT）332U/L、丙氨酸转移酶、尿素氮和肌酐正常；ESR 120mm/1h、C反应蛋白（CRP）291.1mg/L；抗核抗体（ANA）及抗中性粒细胞胞质抗体（ANCA）均阴性。PPD试验阴性；多次痰找抗酸菌阴性。腹部B超示右下腹肠管间隙见少量积液；复查CT示右肺上部结节影较前增大；经皮肺穿刺涂片镜下见大量中性粒细胞浸润，未见癌细胞。10月初持续高热，予泼尼松（80mg/d）后热退，皮下结节和肌痛减轻，为进一步诊治入院。发病以来，患者无脱发、光过敏、雷诺现象和口腔溃疡，无肢端麻木和无力，体重下降20kg。既往史、家族史无特殊；吸烟15年，约20支/天，偶饮白酒。

体格检查：生命体征平稳，慢性病容，贫血貌。鼻窦区无压痛，心肺腹部未见异常。右上肢近端内侧肌肉萎缩，左上肢内侧肌肉触痛明显，触痛处有3个3cm×3cm皮下结节，左侧腓肠肌压痛明显；四肢肌力、肌张力正常，腱反射对称引出，病理征阴性，肢体深、浅感觉未见异常，脑膜刺激征阴性。

入院后查血常规：WBC 8.54×10^9/L、N 0.79，红细胞 3.87×10^{12}/L、Hb 93g/L，PLT 339×10^9/L；尿常规正常；多次尿沉渣示红细胞3～5/HP，异常形态90%；24小时尿蛋白

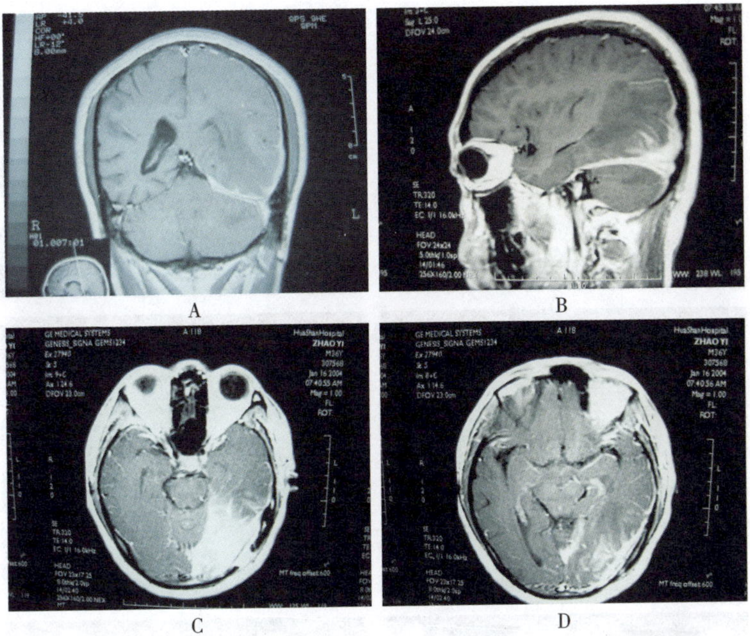

图 19-1　头颅 MRI 像（A：冠状位增强扫描 T_1 加权像；B：矢状位增强扫描 T_1 加权像；C、D：横断位增强扫描 T_1 加权像）示左侧（左枕叶）硬脑膜和小脑幕增厚，明显强化

0.36g。血生化：TP 87g/L、ALB 32g/L、ALP 139U/L、GGT 187U/L，转氨酶、肌酐及电解质正常。ESR 95mm/1h；纤维蛋白原 618.9mg/dl；CH50 70.4U/ml，C3166 U/ml。血浆蛋白电泳：ALB 45%、γ球蛋白 25%，未见单克隆蛋白；血、尿免疫电泳均未见异常。乙肝五项和抗 HIV 抗体阴性；ANA 和 ANCA 均阴性。心电图、超声心动图及腹部超声未见异常；腹部 CT 提示肾周筋膜增厚。肌酶谱和肌电图未见异常。腰穿脑脊液检查未见异常；头颅 MR 示左侧枕叶病变明显好转；脑活检病理切片

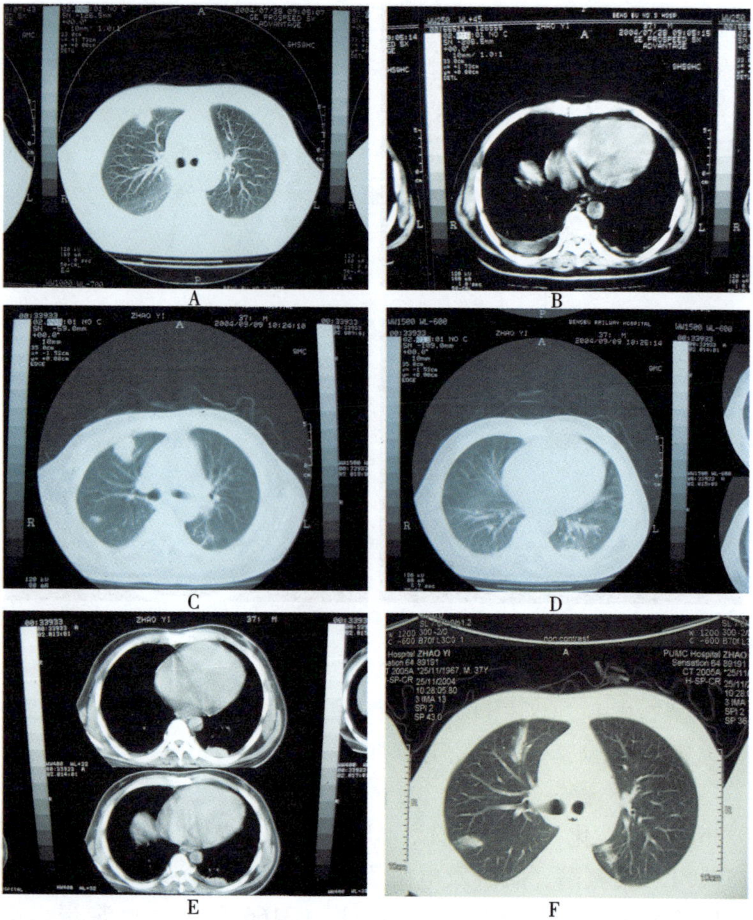

图 19-2　胸部 CT 扫描：A、B（2004 年 7 月）示右上肺胸膜下结节影，双侧胸膜病变；C、D、E（2004 年 9 月）显示右上肺结节影增大，左下肺新出现胸膜下结节或实变；F（2004 年 11 月）示大剂量皮质激素治疗后肺部结节缩小，散在淡斑片影

会诊提示浆细胞肉芽肿（图 19-3）。风湿免疫科查房考虑局限型韦格纳肉芽肿可能大，但 ANCA 阴性，病理未见典型坏死性肉芽肿血管炎。予泼尼松联合环磷酰胺治疗后皮下结节缩小，ESR 降至正常，胸部 CT 示右上肺结节影缩小。

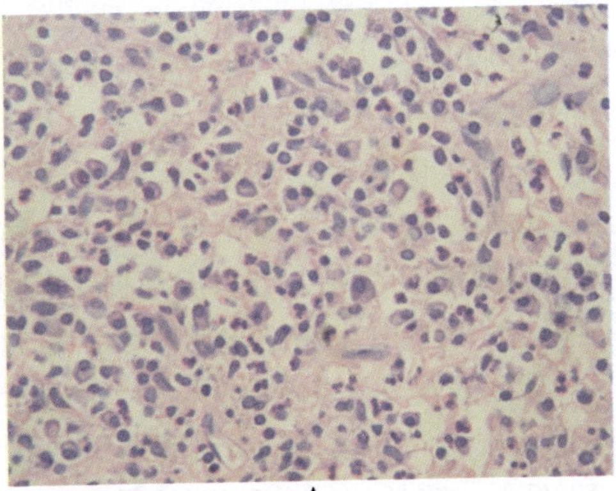

A

图 19-3A　浆细胞肉芽肿：大量浆细胞，伴有单核细胞、淋巴细胞、中性粒细胞、成纤维细胞等

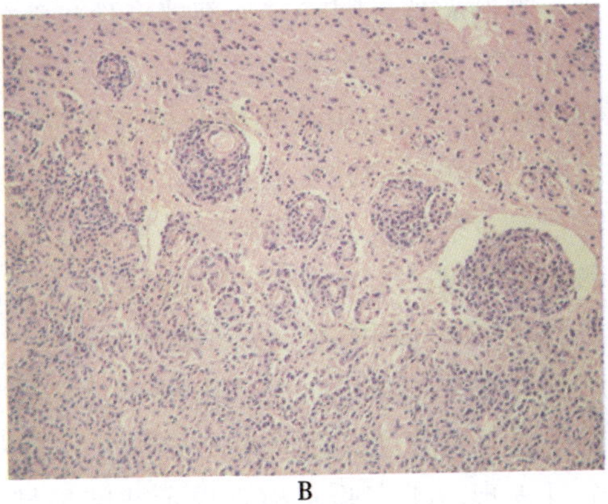

B

图 19-3B　肉芽肿组织沿脑膜血管伸入 Virchow-Robin 间隙，累及软脑膜和皮质浅层，结节状或片状分布

分析与讨论

肥厚性硬脑膜炎（hypertrophic cranial pachymeningitis，HCP）是本例的首发表现和突出表现之一，临床上有渐进性加重的间歇性头痛，不伴意识障碍、感觉及运动障碍；脑脊液压力和蛋白质轻中度增高；MR提示左侧硬脑膜和小脑幕增厚并明显强化；术中见硬脑膜明显增厚，组织病理提示浆细胞肉芽肿。抗感染治疗无效，大剂量肾上腺糖皮质激素治疗后缓解。HCP较为罕见，其影像学表现有一定特征性，即MR显示颅底区、天幕及大脑镰多部位硬脑膜受累，呈条带状或斑块状增厚；肥厚的硬脑膜T_1WI呈低、略低信号，T_2WI呈明显低信号，增强后明显强化。HCP是一种非特异性硬脑膜慢性进行性炎症反应，其病因分为特发性和继发性两类，后者有感染性、肿瘤性及自身免疫性因素。本例无耳鼻咽喉或眶部感染性疾病的客观表现，且抗感染治疗无效，故感染性因素可除外。本例硬脑膜病变经皮质激素治疗后改善，其组织病理提示慢性炎症，不支持脑膜瘤、转移癌及淋巴瘤等肿瘤性疾病。更重要的是，除HCP外本例还存在多器官、多系统损害：①肺脏损害是其另一突出表现，临床有胸痛和呼吸困难，无咯血；CT显示双肺多发结节和胸膜下斑片影，不伴空洞形成和肺门纵隔淋巴结增大；PPD阴性，肺部结节穿刺涂片未见癌细胞。②四肢游走性痛性皮下结节和肌痛，不伴肌无力、肌酶增高和肌电图异常。③有发热、乏力、体重减轻等全身表现。④实验室检查提示非特异性炎症指标显著增高，包括血白细胞计数、中性粒细胞分数和血小板计数增高，红细胞沉降率增快，补体及纤维蛋白原增高；中度正细胞正色素性贫血和低白蛋白血症；血ALP及GGT增高提示肝脏肉芽肿性病变的可能；可疑镜下血尿及MR示鼻窦异常信号。上述病变对皮质激素和免疫抑制剂治疗反应较好，均有显著改善。因此，HCP考虑是一系统性自身免疫性炎症性疾病的神经系统表现。

文献报道可表现为HCP的自身免疫性疾病有结缔组织病（干燥综合征、混合结缔组织病等）和原发性系统性血管炎〔韦格纳肉芽肿（WG）、显微镜下多血管炎（MPA）、Churg-Strauss综合征（CSS）、经典型结节性多动脉炎（cPAN）、巨细胞（颞）动脉炎〕，其中以WG最多见。2003年Fam AG等复习英文文献，WG合并经脑膜活检病理证实的硬脑膜炎共15例，总结WG相关的HCP有以下特点：①HCP多见于活动期局限型WG（93%），常伴有上呼吸道、眼或眶部（80%），以及肺脏损害（27%）；HCP常于疾病早期出现（病程不足半年）（87%）。②血白细胞计数及中性粒细胞分数、ESR、C反应蛋白及纤维蛋白原等非特异性炎症指标显著增高。③HCP主要表现为严重头痛（80%）和多对脑神经损害（73%），缺乏颈项强直、布氏征或克氏征等脑膜刺激表现。④脑脊液白细胞数轻－中度增高（以单个核细胞为主）（36%），以及蛋白含量增高（57%），糖、氯化物正常，ANCA可阳性。⑤约2/3患者血清c-ANCA、p-ANCA或PR3-ANCA阳性。⑥头颅增强MRI显示硬脑膜（包括大脑镰和小脑幕）增厚且明显强化，是最敏感的影像学检查手段（100%）。⑦硬脑膜活检病理可见肉芽肿性炎症（100%）和组织坏死（93%），常伴血管炎（60%）。⑧绝大多数患者对大剂量（包括甲基泼尼松龙冲击1.0g×3d）糖皮质激素、CTX或其他免疫抑制剂联合治疗反应较好，早期治疗可减少神经损害后遗症。综合本例特点，尤其是以HCP和肺部结节为突出表现，基础疾病考虑系统性血管炎、韦格纳肉芽肿可能性大。

WG 的诊断主要依据典型的临床表现、坏死性肉芽肿性炎症及小血管炎的组织病理学证据，以及除外感染、肿瘤及其他疾病。局限型 WG 以耳鼻喉、眼和肺部受累为主，不伴肾脏损害，并且组织活检标本中典型的病理三联征不常见，有时诊断较为困难。血清 ANCA 检测有助于 WG 诊断，PR3-ANCA/cANCA 对 WG 高度特异，对活动期系统型 WG 的敏感性达 90%，但在活动期局限型 WG 中的阳性率仅为 67%，约 1/3 局限型 WG 的 ANCA 阴性。因此，本例血清 ANCA 阴性及硬脑膜病理改变未见血管炎亦不能排除 WG 的可能。

本例硬脑膜组织病理改变提示浆细胞肉芽肿，浆细胞肉芽肿是一病理诊断，是炎性假瘤的一种病理类型。炎性假瘤为良性的慢性炎性病变，常具有占位效应，可累及各器官系统，以眶部、肺、肝、脾、淋巴结较多见，少见部位包括中枢神经系统、唾液腺、甲状腺、乳腺、胰腺、膀胱、皮肤和软组织等。中枢神经系统浆细胞肉芽肿多位于硬脑膜，少数位于脑实质或脑室内，同时合并肺部病变者少见。WG（尤其是局限型 WG）可引起眶后占位性病变，组织病理提示炎性假瘤，故浆细胞肉芽肿符合 WG 的病理改变。

总之，本例为青年男性，慢性病程，有多器官、多系统损害，尤以肥厚性硬脑膜炎和肺部结节为突出表现，对激素和免疫抑制剂联合治疗反应良好；尽管血清 ANCA 阴性，硬脑膜病理改变未见坏死性血管炎，仍考虑韦格纳肉芽肿。

（吴庆军）

专家点评

费允云医师：WG属于原发性系统性血管炎的一种，主要累及微动脉、毛细血管和微静脉等，其诊断基于典型的临床表现，血清学ANCA（尤其是PR3-ANCA）阳性，以及组织坏死、肉芽肿形成和小血管炎的组织病理学证据。通过本例有两点体会：①要认识到ANCA和病理检查的局限性：约2/3局限型WG患者ANCA阳性，组织病理改变中小血管炎阳性率低。②深入认识了肥厚性硬脑膜炎（HCP）的原因、临床表现、脑脊液改变、影像学所见、病理特点以及治疗。

病例 20 咳嗽—咳痰—发热—腹泻

风湿免疫病在治疗过程中常合并感染，有时免疫病和感染就像一对双胞胎往往很难鉴别。我们报道一例干燥综合征、肺间质病变患者合并肺部混合感染，其后，又出现假膜性肠炎的病例，以期在治疗免疫病的过程中出现感染时提高鉴别能力。

病例摘要

患者男性，69 岁，2010 年 2 月无明显诱因出现右侧眼睑水肿伴结膜充血。2010 年 3 月出现双下肢可凹性水肿，伴乏力、食欲减退。胸部 CT：双肺下叶间质性肺炎。2010 年 6 月 17 日当地医院查血、尿常规未见异常；ESR 82mm/1h，CRP 18.6mg/L；IgG 20.6g/L、IgA 3.05g/L，CK 正常，ANA（+）1∶100，抗 SSA（+），抗 dsDNA（-），诊断干燥综合征（sjögren syndrome，SS）、肺间质病变，给予静脉甲基泼尼松龙 40mg qd（后更换为美卓乐 40mg qd）、纷乐 0.2g bid、帕夫林 2 片 tid，CTX 静脉使用 2 次（剂量不详）。2010 年 7 月 12 日出院后美卓乐每周减量 4mg，减至 32mg qd 时出现发热，最高 39.6℃，体温高峰多出现于凌晨，无明显畏寒，咳嗽加重，咳少量白色黏痰，当地医院查血常规：WBC $16.81 \times 10^9/L$，N 87.8%，痰、血培养（-），痰抗酸杆菌（-）；肺部 CT：双肺间质纤维化合并感染。给予帕尼培南 3 天、头孢唑肟联合阿米卡星 4 天，患者体温降至正常，咳嗽、咳痰减轻，仍全身乏力。为行进一步诊治2010年8月8日入我院。患者病程中自觉口干，进食干食不需水送服，无眼干。查体：SpO_2 95%（自然状态），双下肺可闻及细小爆裂音，双肺底可闻及少量湿啰音。

患者入院后体温正常，仍有咳嗽，无明显胸闷，仍自觉乏力。给予美卓乐48mg qd、雷公藤多苷片20mg tid，一周后加用复方环磷酰胺片1片qod。抗生素方面予拜复乐0.4g qd po、复方磺胺甲噁唑2片tid，患者咳痰明显减少。血常规：WBC 12.93×10^9/L，N 71.8%；ESR 17mm/1h；ANA胞质型（+）1∶320；抗ENA：（双扩散法）抗SSA（+）（原倍）；G试验＜5pg/ml。口腔科检查：唾液流率0ml/s，腮腺造影主导管略有扩张，分枝末梢见小球状扩张，支持SS。唇腺活检病理：少许小涎腺组织，部分腺泡萎缩，小导管扩张，小腺泡周围可见少许散在淋巴细胞浸润，未见明确灶性淋巴细胞浸润、浆细胞浸润。眼科检查：Schirmer试验0，BUT 1s，角膜染色右眼（-）、左眼（+），诊断双干眼症。甲状腺B超：甲状腺左叶囊实性结节1.2cm×1.0cm×0.6cm。胸部高分辨CT：双肺间质性病变，左肺舌叶、右肺中叶斑片影，右肺上叶胸膜下小结节影，纵隔内多发淋巴结影、部分增大，双侧胸膜肥厚。

2010年8月18日行支气管镜：可见大量脓性黏稠分泌物。支气管镜吸取物涂片偶见革兰阳性球菌和革兰阴性双球菌，抗酸染色（-），真菌涂片（-）；吸取物培养：烟曲霉菌、黄曲霉菌。考虑患者曲霉感染明确，予以伊曲康唑0.25g qd抗真菌治疗。

患者2010年8月18日起每日排便2～4次，为黄色糊状便，伴脐周阵发性绞痛，排便后缓解。便常规：WBC大量，OB（+）；（2010年8月25日）大便难辨梭状芽胞杆菌毒素：弱阳性。考虑假膜性肠炎，予加强调节肠道菌群药物及甲硝唑0.4g tid 治疗。治疗一周余效果不佳，患者腹泻次数较前增多，每日最大10次，糊状便，性质同前。(2010年8月30日）改用万古霉素125mg q6h 口服治疗。患者腹泻症状逐渐好转，每日大便2～4次，糊状便。查便常规、OB、难辨梭状芽胞杆菌毒素均（－），于2010年9月9日出院，门诊随诊。

难　　点

- 临床中，在老年患者、长期、大量应用激素、免疫抑制剂时，应特别注意是否合并混合感染，特别是肺曲霉菌的感染，在条件允许的情况下尽量完善支气管镜检查，可有效鉴别肺间质病变和感染。
- 老年患者应尽量避免长期使用广谱抗生素，警惕假膜性肠炎的发生。

分析与讨论

患者为老年男性，病程6个月。临床主要表现为无诱因出现双侧眼睑、双下肢水肿，伴乏力、食欲减退、轻度口干，病程中伴轻度咳嗽。查 ANA（＋）1∶100，抗 SSA（＋），ESR、CRP 升高，IgG、IgA 升高，肺部 CT 示肺间质病变。患者有口干，口腔科、眼科检查支持 SS，抗 SSA 阳性，考虑 SS 诊断明确，有继发肺间质病变。

SS 是一个主要累及外分泌腺体的慢性炎症性自身免疫病，

临床除有唾液腺和泪腺受损功能下降而出现口干、眼干外，还可出现多系统损害，有文献表明约 91.4% 患者出现系统损害，42.3% 累及肺部。大部分患者无呼吸道症状，肺部轻度受累者出现干咳，重者出现气短。肺部的主要病理改变为间质性病变，部分出现弥漫性肺间质纤维化。早期诊断对于改善预后意义重大，肺泡炎对激素和（或）免疫抑制剂治疗反应较好。肺间质病变也常发生于其他免疫病，如类风湿关节炎、SLE、硬皮病、MCTD、系统性血管炎等，诊断时需与以上疾病相鉴别。另外，环境和药物相关的疾病、肺感染（血型播散性肺结核、病毒性肺炎、卡氏肺孢子菌感染）、慢性心脏疾病及慢性肾功能不全相关等也可引起肺间质病变。

本例患者诊断 SS 明确，肺间质病变考虑继发于 SS，患者在外院有明显的咳嗽、咳痰的症状，经抗生素治疗好转，提示患者在肺间质病变的基础上合并感染。肺间质病变本身也可引起咳嗽、咳痰，但主要以干咳为主，咳少量的白稀痰，当出现明显的咳痰症状应警惕合并感染。有时在影像学上很难区分是否合并感染，痰的病原学检查就显得尤其重要，往往通过痰病原学的检查不仅可以区分是否合并感染，还可为选取有效抗生素提供有力证据。但是，还应注意临床中还有少数特殊的感染，特别是真菌感染，痰不易咳出，不易留取病原学标本，有时很难获得感染的证据，那么支气管镜检查就显得尤为重要了。本例患者在入院后治疗 SS 合并肺间质病变的时候，也同时加强了抗感染治疗，临床上咳嗽、咳痰症状已明显减少了，但患者活动后气短的症状缓解不明显，行支气管镜检查见到大量黏稠分泌物，支气管吸取物最终培养为烟曲霉菌和黄曲霉菌，提示患者在 SS 肺间质病变基础上合并肺真菌感染。实际上，患者肺部感染是混合感染，存在开始的细菌感染和后面检测到的真菌感染。

患者在治疗过程中还出现了腹泻，每天最多 30 次，经难辨梭状芽胞杆菌（clostridium dificile，CD）毒素鉴定，确诊为假膜性肠炎（pseudomembranous colitis，PMC）。PMC 与患者高龄、免疫抑制状态和长期使用广谱抗生素有关。

本例患者原发病的诊断和治疗原则很清楚，SS 合并肺间质病变，激素和免疫抑制剂治疗，并没有什么难点，但是我们看到他的治疗并不顺利，加上激素和免疫抑制剂治疗后发热、咳嗽、咳痰等呼吸道症状反复出现。SS 合并肺间质病变，再合并肺部感染，治疗原则也很简单，抗感染治疗，但是患者仍有明显的活动后气短，支气管镜检查发现大量的曲霉菌，才明确为细菌和真菌的混合感染。而且在抗感染治疗过程，患者还出现了因长期使用广谱抗生素诱导的假膜性肠炎。可见免疫病合并感染可以是非常复杂的，在临床工作中需仔细甄别感染的类型，加用针对性强的有效药物，避免长期大量使用广谱抗生素。在不可避免的需长期使用抗生素的时候，也应及时获取病原学证据，及时调整方案。

（杨燕丽　苏金梅）

专家点评

吴庆军医师：这是一例诊断明确的干燥综合征患者，干燥综合征并发肺部间质病变已越来越为广大风湿免疫科医师认识。本例患者出现了咳嗽、咳痰的呼吸道症状，肺间质病变合并感染很快得到诊断，经治疗后临床症状缓解。但是在临床考虑感染基本得以控制时行支气管镜检查，却发现了肺部真菌感染的证据。这个病例提示我们老年患者、肺部存在基础病变的时候，合并感染往往是混合性的，包括多种细菌感染、细菌和真菌混合感染等情况。曲霉菌的临床特点是咳嗽、咳痰的表现轻，当充分抗菌治疗后肺部影像学改善不明显时，或有以上高危因素时，应及时行支气管镜的检查，取得深部病原学的证据。

另外，老年人在使用药物时，包括激素、免疫抑制剂和常用的抗生素，应格外注意药物的不良反应。本例患者在使用广谱抗菌药后出现了菌群失调、真菌感染和假膜性肠炎，就是个很好的例子。希望能从这个病例中提醒我们风湿免疫科医师在老年患者的治疗上更加精心。

病例21 面部红斑—关节痛—发热—贫血

病例摘要

患者女性，40岁，主因“面部红斑、多关节痛、发热1年余，再发伴乏力2个月”于2009年11月19日就诊于北京协和医院风湿免疫科。2008年5月患者无诱因出现两颊及鼻背、耳郭出现暗红色斑块，日晒后皮损加重，无脱屑、瘙痒等不适，同时出现发热，体温最高37.8℃，无畏寒、寒战、咳嗽、咳痰、胸闷、气短等，伴双侧腕关节、双手近端指间关节、双膝关节疼痛，无肿胀、晨僵、活动受限等，无口眼干、脱发、光过敏、口腔外阴溃疡、雷诺现象等，就诊北京协和医院门诊。查血常规：WBC $2.5 \times 10^9/L$，Hb、PLT正常，补体轻度降低，ANA（+）S 1∶320，抗dsDNA抗体110U/ml（ELISA法），抗ENA抗体、ACL、抗CCP抗体、ANCA均阴性，考虑“系统性红斑狼疮”（systemic lupus erythematosus，SLE）诊断成立，予以泼尼松60mg 1次/日，羟氯喹0.2g 2次/日，2周后体温正常，皮疹消退，关节疼痛症状亦缓解，4周后激素开始规律减量，病情稳定。至2009年10月，泼尼松减量至15mg每天一次治疗，患者再次出现发热，体温最高39℃，无畏寒、寒战、咳嗽、咳痰，乏力明显，双下肢可凹性水肿。查血常规：WBC $2.7 \times 10^9/L$，Hb 65g/L，PLT $86 \times 10^9/L$，RET 4.92%，便常规及潜血阴性，抗dsDNA抗体阴性，C3 1.62g/L（参考值0.6～1.50g/L），C4

0.37g/L（参考值0.12～0.36g/L），遂将泼尼松加至60mg/d，加用环孢素A 100mg 2次/日，症状仍然不缓解，为进一步诊治收住院。既往史：否认高血压、糖尿病、肿瘤性疾病等。入院查体：BP 108/75mmHg，HR 95次/分，T 38.1℃，全身浅表淋巴结未增大，心律齐，未及杂音，双肺呼吸音清。腹部平坦，无压痛、反跳痛，肝脾未及，双下肢轻度可凹性水肿。实验室检查：血常规：WBC 2.1×10^9/L，Hb 55g/L，PLT 89×10^9/L，胆红素正常，ALB 25g/L，LDH 423U/L，ESR 119mm/1h，CRP 36.1mg/L，PCT阴性，G试验、CMV-DNA、CMV-pp65、TORCH均阴性，Coombs试验阴性。铁四项：SF 1500ng/ml；血涂片：RBC、WBC、PLT形态大致正常；免疫固定电泳阴性；淋巴细胞亚群：B细胞、NK细胞和T细胞计数均明显减低，T细胞免疫功能显著下降（$CD4^+$T细胞计数 20×10^6/L），胸腹盆CT平扫+增强未见明显异常，先后行两次髂骨骨髓穿刺均有稀释，涂片显示粒系以分叶核粒细胞增多为主，中晚阶段比例减少，余各阶段比例及形态大致正常，红系晚幼红细胞比例明显增加，余分阶段比例减少，形态大致正常。淋巴细胞比例形态正常，巨核细胞仅见1个，血小板略少。骨髓活检：造血组织减少，纤维组织增生。入院第4天，考虑全血细胞减少，不除外SLE累及血液系统，给予输血对症支持同时，予以甲基泼尼松龙1g 1次/日×3天冲击治疗，静脉用丙种球蛋白20g 1次/日×5天治疗，体温高峰较前下降。入院第7天复查血常规：WBC 1.20×10^9/L，N 0.56×10^9/L，Hb 56g/L，PLT 56×10^9/L，行^{99m}Tc-DMP全身骨显像：顶骨、胸腰椎及双侧肋骨可见异常放射性增高区。入院第10天第三次行骨髓穿刺（胸骨）结果回报：骨髓增生活跃，粒系中性杆状核粒细胞比例减低，片中可见淋巴瘤细胞，占22%，细胞大小不等，外形不规则，胞核圆、椭圆或者不规则，核质均匀疏松，胞质较丰富，蓝或灰蓝色，常见伪足或者拖尾现象，胞质内可见细小颗粒，考虑淋巴瘤骨髓侵犯，患者因家庭经济原因放弃进一步治疗，1个月后因感染性休克死亡。

分析与讨论

患者发病初期，临床表现为面部蝶形红斑、多关节痛，白细胞减低，ANA及抗dsDNA抗体阳性，因而考虑SLE诊断明确，应用足量激素及羟氯喹治疗，病情缓解。1年后患者再次出现类似症状，并且血液系统受累表现尤为明显，开始以严重贫血为主要表现，之后逐渐出现血三系减低，并且呈进行性下降趋势，其他脏器受累不明显，先后应用糖皮质激素冲击、静脉应用丙种球蛋白治疗，病情仍然不缓解，先后行三次骨髓穿刺，最终胸骨骨穿诊断为SLE合并淋巴瘤。上述患者的发病过程提示我们，SLE出现严重贫血除考虑疾病本身出现的溶血或伴发出血的可能性外，还需要考虑其合并血液系统肿瘤的可能性，尤其在以血液系统表现突出而不伴有其他狼疮活动时，更需要考虑血液系统肿瘤的可能性；胸骨骨穿对于部分诊断不明的患者有一定价值，尤其当多次髂骨穿刺骨髓不明原因稀释时，胸骨骨穿颇有意义。

新近多篇文献分析报道SLE患者发生淋巴瘤，尤其是非霍奇金淋巴瘤的风险增加，Bernatsky S等人完成一项国际多中心队列研究，该项研究总计入组9547例狼疮患者，随访76948病人年，在此观察区间内出现42例非霍奇金淋巴瘤，SIR为3.6（95%置信区间为2.6～4.9），在42例NHL患者中，仅有21例确定病理亚型，其中9例为惰性淋巴瘤，12例为侵袭性淋巴瘤

（包括弥漫大 B 细胞淋巴瘤和 Burkitt）。King JK 等人 2008 年发表的另有一项研究探讨 11 例 SLE 患者继发非霍奇金淋巴瘤的临床特点，结果显示，在诊断淋巴瘤时 SLE 的平均病程为 17.8 年（1.6～41.8，SD 14），在淋巴瘤病理类型方面，成熟 B 细胞肿瘤占大多数，其中 64% 为弥漫大 B 细胞淋巴瘤。

关于 SLE 继发淋巴瘤的具体原因尚未明确，绝大部分 SLE 患者接受激素、抗疟药物（主要为羟氯喹）以及免疫抑制剂等药物治疗。尽管目前尚无专项研究探讨药物暴露与 SLE 患者发生淋巴瘤之间关系，但是多项观察研究显示这些药物的应用与 SLE 相关淋巴瘤无明确相关。具体发病机制可能与免疫功能紊乱、EB 病毒感染相关。

总之，对于 SLE 患者出现不明原因发热或血细胞减少等情况时，在考虑 SLE 病情活动同时，还应警惕血液系统肿瘤，尤其在以血液系统为突出表现而不伴有狼疮病情活动时需要考虑淋巴瘤的可能性，必要时需要反复多次骨髓穿刺，可以行胸骨穿刺，并努力争取组织活检，获得病理学证据，从而能够早期诊断。

（赵久良　费允云　吴庆军）

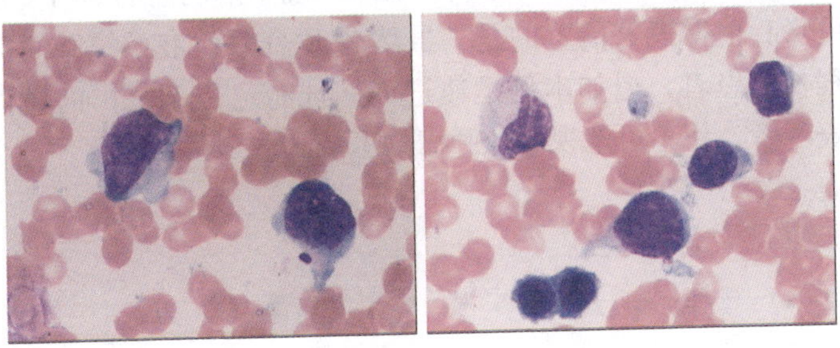

图 21-1　骨髓穿刺涂片结果

专家点评

李梦涛医师：系统性红斑狼疮（SLE）是风湿病中最为复杂、最具有挑战性的疾病。尤其当 SLE 患者出现发热时，即是真正考验风湿免疫科医师的时刻。相比令人“敬而远之”的不明原因发热（FUO）而言，思考 SLE 患者发热原因至少给人以初步方向，但这必须要建立在原发病诊断非常确实的基础之上。换言之，如果在病初诊断 SLE 尚不肯定的情况下，我们往往要回归至 FUO 的阶段，将思维拓展至更广阔的空间。本例患者起病时面部红斑、白细胞减少、ANA 及抗 dsDNA 抗体阳性，诊断 SLE 毋庸置疑，然而当治疗一度病情缓解而再度发热时，笔者非常敏感地抓住了此 SLE 患者的另一特点——血液系统表现：三系减低。并追寻是否为 SLE 病情所致？是否为感染所致？在大量工作不支持 SLE 病情活动、尤其是大剂量糖皮质激素冲击疗效不佳，且无确切感染证据、尤其是病毒感染的证据后，笔者积极地连续 3 次骨髓穿刺，最终明确了淋巴瘤的诊断实是难能可贵！值得大家借鉴的是，虽然 SLE 合并血液系统肿瘤多为病程长的患者，但如本例迅速进展、且能定位于突出的血液系统表现者，切不可忽视恶性肿瘤的可能。

病例 22　韦格纳肉芽肿病并发肾动脉瘤 2 例

病例摘要（病例 1）

鼻窦炎、听力下降—肺部斑片影—急进性肾炎—双侧肾周血肿

患者男性，53 岁，主因“鼻塞、四肢麻木 2 个月，发热、腹痛 1 个月”于 2003 年 5 月 12 日入住我院。2003 年 3 月劳累后出现鼻塞、鼻出血、耳鸣和听力下降，伴四肢麻木、无力。外院查血白细胞（WBC）10.5×10^9/L，血红蛋白（Hb）82g/L，血小板（PLT）456×10^9/L；尿蛋白 0.3g/L，红细胞（RBC）200/μl，异常形态占 95%（2 次）；血清肌酐（Scr）147μmol/L，尿素氮（BUN）10.1mmol/L，白蛋白（ALB）30.9g/L。B 超示双肾正常；CT 示鼻窦炎。此后出现发热、腹痛、进行性乏力，体重 3 个月内下降 7kg。入院查体：血压 180/90mmHg，重度贫血貌，心肺（-），左侧腰部大片淤斑，上腹部压痛，右肾区叩痛阳性，双足踝部可凹性水肿，右手、左下肢膝关节以下浅感觉减退，右侧腓肠肌压痛阳性。血 WBC 21.0×10^9/L、中性粒细胞分数 0.86，Hb 44g/L，PLT 409×10^9/L；3 次查尿 RBC 满视野，正常形态占 90%～100%；24 小时尿蛋白定量 0.73g；Scr 406.64μmol/L，BUN 24.5mmol/L；红细胞沉降率（ESR）57mm/1h，C 反应蛋白（CRP）7.16mg/ml；抗核抗体（ANA）、抗 dsDNA、抗可提取性核抗原（ENA）抗体均

阴性；核周型抗中性粒细胞胞质抗体（p-ANCA）1∶320，髓过氧化物酶（MPO-ANCA）>200RU/ml（参考值<20RU/ml），蛋白酶3（PR3-ANCA）阴性。凝血功能正常。B 超示双肾周可见杂乱低回声呈蚕茧样包裹，腹腔积液。胸腹 CT 示左下肺斑片影，左侧胸腔积液，双肾被膜下血肿，右肾下方见渗出征象。肾图示双肾血流灌注及功能极差（GFR 5.7ml/min）。需间断输血才能使 Hb 维持在 80~89g/L，复查 B 超示双肾周血肿较前明显增大；血管造影未见活动性出血点，但双肾内中、小动脉多发血管瘤形成，右肾上极有一大血管瘤，肠系膜上动脉未见异常（图 22-1）。诊断考虑韦格纳肉芽肿病（WG），给予甲基泼尼松龙冲击（1.0g/d×3d）、续用泼尼松（60mg/d）及环磷酰胺（CTX 0.2g iv 2 次/周）联合治疗，Scr 仍进行性升高至 693.06μmol/L，予以血液透析，后因经济原因自动出院。

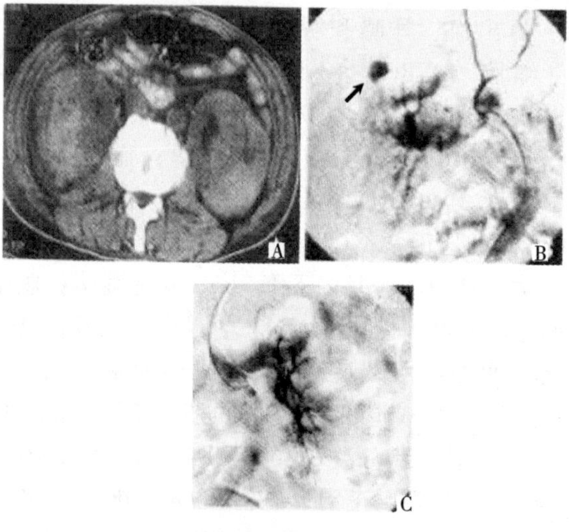

图 22-1 CT 及动脉造影结果：A：CT 示双肾被膜下血肿；B：右肾动脉造影示多发动脉瘤形成，无活动性出血，右肾上极一大动脉瘤（箭头所示）；C：左肾动脉造影示多发动脉瘤形成，无活动性出血

病例摘要(病例 2)

鼻炎—肺部斑片影—急进性肾炎—多脏器梗死—左肾周血肿

患者男性，44 岁，主因“鼻塞 3 个月，发热 1 个月”于 2 月 10 日入住北京协和医院。2008 年 11 月出现双鼻疼痛，伴鼻出血和鼻塞。2009 年 1 月出现高热、咳嗽、咳痰，乏力明显，体重下降 2kg。既往患高血压病 10 余年。查体：双下肺呼吸音低；心、腹未见异常。血 WBC $13.40 \times 10^9/L$，GR 0.85，Hb 90g/L，PLT $384 \times 10^9/L$；尿蛋白 0.3g/L，红细胞 80/μl，95% 为异常形态；ALB 23g/L，Cr 112μmol/L，BUN 5.41mmol/L。凝血功能正常。ESR 101mm/1h，CRP 222mg/L；ANA、抗 dsDNA 及抗 ENA 抗体均阴性；胞质型（c-ANCA）ANCA 1∶320，PR3-ANCA > 200RU/ml，MPO-ANCA 阴性。超声心动图示节段性室壁运动异常，少量心包积液；鼻窦 CT 示右上颌窦炎，鼻咽顶鼻中隔根部（右侧）黏膜增厚结节影；CT 示双肺下肺多发索条斑片影，纵隔内多发增大淋巴结，双侧胸腔积液；脾梗死。2 月 16 日患者突发左季肋部剧痛，左上腹触痛阳性。Hb 81 ~ 44g/L，Scr 152 ~ 306μmol/L，BUN 14.4 ~ 24.64mmol/L；腹部超声示左肾包膜下血肿（15.1cm × 12.0cm/8.8cm）；血清肌钙蛋白 0.56μg/L；心电图示 $V_{7\sim9}$ 导联小 Q 波。考虑韦格纳肉芽肿（WG）诊断明确，2 月 17 日开始予甲基泼尼松龙冲击治疗（1.0g 静脉滴注 ×3 天），续用泼尼松（60mg/d），联合 CTX（1.0g 静脉滴注 ×1d，0.2g iv qod）治疗。患者出现呼吸窘迫，动脉血气提示Ⅰ型呼吸衰竭；支气管镜灌洗吸出淡红色血性液体，考虑肺泡出血不除外；给予气管插管和短期呼吸机辅助通气。复查超声见左肾包膜下血肿明显扩大，肾动脉造影术可见双肾动脉多发小动脉瘤，左肾动脉可见造影剂外溢，予左肾动脉分支弹簧栓栓塞术（图22-2）。同时输血使Hb升至93g/L。3月12日复查ESR 14mm/1h，CRP 12.5mg/L，Scr 219μmol/L，BUN 23.73mmol/L。泼尼松逐渐减量，7月复查Scr 170μmol/L，Hb 114g/L；腹部B超示左肾周血肿（8.7cm×6.6cm×4.3cm）；胸部CT示双下肺多发斑片索条影较前明显减小，胸腔和心包积液吸收。患者病情稳定，定期随诊治疗中。

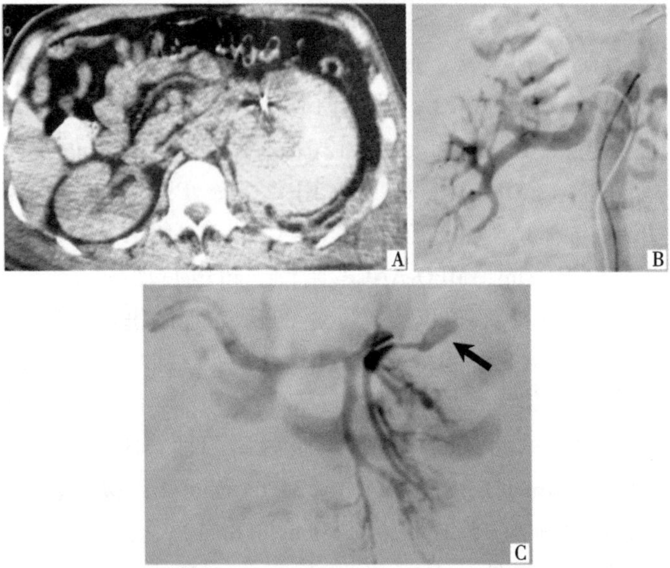

图22-2　CT及动脉造影结果：A：CT示左肾被膜下血肿；B：右肾动脉造影示多发动脉瘤形成，无活动性出血；C：左肾动脉造影示多发动脉瘤形成，箭头所示为一大动脉瘤伴活动性出血

分析与讨论

本文报道了2例以肾动脉瘤破裂合并肾周血肿为突出表现的韦格纳肉芽肿病，均有上呼吸道、肺及肾脏的受累，MPO-ANCA或PR3-ANCA高效价阳性，故WG诊断明确。动脉瘤可见于50%~60%结节性多动脉炎（PAN），是其临床和病理特征；WG属于小血管炎，临床上较少累及中等动脉。目前认为小血管炎可以有中等动脉受累，而不是小血管炎和中血管炎合并之重叠综合征。一旦WG出现中动脉受累，也可形成动脉瘤。国内文献尚未见WG累及中等动脉并发肾动脉瘤的报道。

综合英文文献报道WG合并动脉瘤共计15例（包括本文2例）（表22-1），其中男性14例。临床上均有明显的体重下降、上呼吸道和肺受累以及肾小球肾炎。13例动脉瘤出现在发病初期，并发动脉瘤最具提示意义的症状为腹痛。15例患者中4例累及大动脉（主动脉）；11例累及中等动脉，其中肾动脉分支受累7例，肝动脉3例，胃动脉2例，脾动脉2例及颅内动脉1例；9例发生动脉瘤破裂，其中3例死于腹腔大出血，其中1例尸检发现发生动脉瘤的血管壁有肉芽肿形成。存活的6例治疗方案各不相同：1例动脉瘤破裂引起蛛网膜下腔出血给予手术夹闭，4例肾周血肿者2例引发低血容量性休克给予弹簧栓塞介入治疗，另2例给予支持治疗。其他6例未出现动脉瘤破裂的患者给予泼尼松和环磷酰胺治疗后病情稳定。

韦格纳肉芽肿病引起肾动脉瘤形成的原因考虑为血管炎性细胞浸润，引起动脉壁变性，进而引起血管内、外弹力层破坏和纤维素样坏死，导致血管壁张力减弱，最终导致动脉管壁扩张，形成动脉瘤。

表 22-1　韦格纳肉芽肿并发大血管和中等大小血管动脉瘤的文献复习

作者	性别/年龄（岁）	诊断依据	动脉瘤形成距离诊断WG时间	受累动脉	临床表现	治疗	转归
Sieber	M/59	临床影像、NGV、cANCA（+）	前9月	主A	腹痛，体重减轻，恶心	介入	恢复
Block-mans	M/42	临床影像、NGV、PR3-cANCA（+）、PICG	同时	主A	腹痛，体重减轻，恶心	主动脉搭桥、激素、CTX	恢复
Carels	M/63	临床影像、NGV、MPO-ANCA（+）	同时	主A	后背痛、体重减轻、发热	主动脉搭桥、激素	恢复
Shirit	M/58	临床影像、肺毛细血管炎、MPO-ANCA（+）	同时	锁骨下A	缺血性头痛	支架、前列腺素、抗凝	不详
Senf	M/35	临床影像、NGV、PR3-cANCA（+）	1个月后	肝、肾、脾A	左侧腹痛、休克、肾周血肿	支持治疗、激素、CTX、血浆置换	恢复
Backer	M/24	临床影像、NGV	同时	肾A	右侧腹痛、休克、肾周血肿	明胶海绵栓塞、激素、CTX	恢复

续　表

作者	性别/年龄（岁）	诊断依据	动脉瘤形成距离诊断WG时间	受累动脉	临床表现	治疗	转归
Moutso-poulos	M/30	临床影像、NGV	4个月后	肾A	不详	激素、CTX	不详
	F/53	临床影像	1个月后	肾A	肾动脉造影	激素、CTX	不详
Famu-laro	M/67	临床影像、NGV、PR3-cANCA、PICG	1个月后	胰-十二指肠A	腹痛、休克、腹腔出血	手术修补	死亡
Aoki	M/56	临床影像、NGV、PR3-cANCA（+）	同时	胃左A	休克、心脏骤停、腹腔出血	心肺复苏	死亡
Den Bakke	M/55	临床影像、NGV、PR3-cANCA（+）、PICG	15天后	肝A	右上腹痛、腹腔出血、心跳骤停	心肺复苏	死亡
Takei	M/34	临床影像、PR3-cANCA（+）、PICG	前1年	颅内A	蛛网膜下腔出血	钳夹	恢复
Jean-Benoit A	M/29	临床影像、NGV、PR3-cANCA（+）、PICG	5年后	胰十二指肠、肝、肾A	腹痛、体重减轻、呕吐	弹簧栓塞、激素、CTX、IVIG、MMF	恢复

续 表

作者	性别/年龄（岁）	诊断依据	动脉瘤形成距离诊断WG时间	受累动脉	临床表现	治疗	转归
本文	M/53	临床影像，MPO-ANCA（+）	同时	肾动脉	腹痛、发热、体重减轻、肾周血肿	激素、CTX	恢复
	M/44	临床影像，PR3-cANCA（+）	同时	肾、脾、冠状A	腹痛、休克、肾周血肿	弹簧栓塞、激素、CTX	恢复

注：WG，Wegener肉芽肿；NGV，活检诊断坏死性肉芽肿性血管炎；PICG，肾活检证实的寡免疫复合物新月体肾小球肾炎；CTX，环磷酰胺；MMF，霉酚酸酯。

总之，WG属于小血管炎，临床上极少累及中动脉，一旦中动脉受累也可形成动脉瘤。当疾病活动期WG患者出现原因不明的腹痛时，要警惕合并腹部血管特别是肾动脉瘤的可能，约半数肾动脉瘤自发破裂。腹部B超和CT有助于明确肾周血肿，血管造影可显示动脉瘤的部位、数目和大小以及有无活动性出血，是诊断的金标准。积极应用大剂量皮质激素和环磷酰胺基础上，对破裂或有潜在危险的肾动脉瘤应予以弹簧栓塞处理，可以明显降低死亡率而改善预后。

（葛郁平　吴庆军）

专家点评

费允云医师：韦格纳肉芽肿病（WG）主要累及微血管(包括微动脉、毛细血管和微静脉)，但是小动脉和中等动脉也可受累，临床上需要与经典型结节性多动脉炎（cPAN）鉴别，通常cPAN无肺实质受累，无肾实质受累，PR3-ANCA及MPO-ANCA阴性。正如本文中2例初发的活动性WG患者由于肾内中、小动脉受累，因血管壁破坏形成动脉瘤，破裂后出现致命性肾周巨大血肿。及时影像学检查（包括动脉造影）有助于诊断；强有力的免疫抑制治疗基础上，合理予以介入治疗是改善患者预后的关键。

病例23 低丙种球蛋白血症—关节肿胀、活动受限

X连锁无丙种球蛋白血症（X-linked agammaglobulinemia，XLA）是一种表现为免疫球蛋白和 $CD19^+$ B细胞明显减少的X连锁的遗传性疾病，易与常见变异型免疫缺陷病（common variable immunodeficiency，CVID）混淆，可合并关节炎。

病例摘要

患者男性，27岁，主因“反复双手关节红肿14年，发热伴左髋关节痛2月余”于2008年12月18日入我院。患者1994年（13岁）开始出现持续性双手近端指间关节（PIP）、掌指关节（MCP）、腕关节肿胀，反复出现双手近端指间关节处皮肤发红，无关节痛或晨僵，逐渐出现双膝关节及双腕关节活动受限。1996年于当地医院查免疫球蛋白水平低下，诊为“先天性免疫缺陷病”（具体不详），曾接受IVIG共2次及间断胸腺肽治疗。2008年10月下旬受凉后出现发热，体温最高41℃，伴全身肌肉酸痛，自服扑热息痛体温高峰可降至37~38℃。3日后双侧髋关节交替出现疼痛，左侧为著，伴明显活动受限，局部皮温升高；左侧腹股沟扪及数个蚕豆大小淋巴结，可活动，无触痛。于外院查：血常规：白细胞（WBC）6.10×10^9/L，中性粒细胞比例57.5%，血红蛋白（Hb）112g/L，血小板（PLT）295×10^9/L；

C 反应蛋白（CRP）14.5mg/L；红细胞沉降率（ESR）22mm/1h；RF 阴性；免疫球蛋白（Ig）定量：IgG 0.33g/L，IgA 0.07g/L，IgM 0.04g/L，IgE 0.15U/ml；HLA-B_{27} 阴性；血细菌培养阳性，为肺炎克雷伯菌。髋关节 MRI：双侧股骨头、颈、髋臼弥漫骨髓水肿，双侧股骨头关节面下条状低信号，考虑缺血坏死可能性大；双髋关节间隙窄，左侧为著，关节面不光整，关节周围滑膜增厚。双手 MRI：双侧腕骨骨髓水肿，双侧腕骨、双手部分指间关节面、掌指关节面、双侧腕关节间隙内及部分指间关节间隙、掌指关节间隙及部分屈肌腱、伸肌腱腱鞘异常信号改变。考虑“关节炎，常见变异型免疫缺陷病”，给予静脉注射免疫球蛋白（IVIG）0.2g/kg 及抗感染治疗后患者体温降至正常，髋关节疼痛好转。2008 年 12 月初患者开始出现行走后左小腿肌肉疼痛，休息后可减轻，不伴下肢皮肤肤色改变及发凉等症。转诊我院，收入院进一步诊治。患者否认足跟肿痛、臀区痛、腰痛、银屑病、慢性腹泻、尿道炎等病史。既往史：患者自幼易患感冒、呼吸道感染，每月 1～2 次；2005 年后呼吸道感染患病频率降至 2～3 次/年。多次秋季发生双眼结膜炎，眼药水局部治疗数天可恢复。2001 年发现乙肝病毒表面抗原（HBsAg）阳性。2007 年 10 月左腿外伤后局部红肿疼痛，诊为“丹毒”，抗炎治疗后好转；同时期查血红蛋白 60g/L，接受输血 200ml（具体不详）。

入院查体：全身皮肤可见散在陈旧暗红色斑疹，左下肢踝部见大片暗色陈旧色素沉着。双侧颈部、腋窝、腹股沟均可扪及数个直径 0.5～1.0cm 大小淋巴结，质韧，可活动，无触痛。脊柱无畸形、压痛，左侧髋关节上抬受限，双侧 4 字试验阴性。指地距、枕墙距、Schober 试验、胸廓活动度无异常。双手 PIP 关节梭形肿大，MCP 关节略肿大，左手示指 PIP 关节发红，双腕关节活动受限（图 23-1），双膝关节局部皮温较高，下蹲受限。

诊治经过：患者入院后查血常规、尿常规正常。IgG 2.10g/L，IgA < 0.2360g/L，IgM < 0.1860g/L，IgD < 10mg/L，IgE <2kU/L。T细胞亚群：$CD19^+$ B淋巴细胞缺如，NK细胞比例降低，$CD4^+$ T细胞比例降低，$CD8^+$ T细胞比例升高并存在异常激活，$CD4^+/CD8^+$ T细胞比例倒置。CRP 19.0mg/L，ESR 1mm/1h。补体：C3 0.94g/L，C4 0.19g/L。抗链球菌溶血素"O"（ASO）<53U/ml。乙肝五项：HBsAg、乙肝病毒e抗原（HBeAg）、乙肝病毒核心抗体（HBcAb）均阳性；乙肝病毒DNA拷贝数为7.5×10^7/L。类风湿因子（RF）<9.8U/ml，抗核抗体（ANA）、抗环瓜氨酸多肽抗体（抗CCP）、抗中性粒细胞胞质抗体（ANCA）均阴性。双足正位X线片、双膝关节X线片：未见明显异常（图23-2）。骶髂关节CT：双侧骶髂关节面偏前下部骨质密度欠均匀，可见少数小灶骨质密度减低区，局部关节间隙略变窄。骨扫描：双肩关节、肘关节、腕关节、髋关节、膝关节、踝关节及双手指间关节、双足第1趾关节放射性摄取异常增高，考虑炎性病变。左手示指PIP关节穿刺术，关节液双折光镜检未见异常。进一步行基因检测，结果显示患者酪氨酸蛋白激酶（Btk）基因存在突变，为C1178-1G > A。由此，根据患者临床表现、辅助检查结果及基因检测结果，诊断为X连锁无丙种球蛋白血症。2008年12月30日给予IVIG 20g，之后复查IgG 7.85g/L，IgA <0.2360g/L，IgM <0.1860g/L。建议患者继续每3~4周接受IVIG 400mg/kg治疗，门诊定期随诊。

难　点

1. 成年患者无或低丙种球蛋白血症的鉴别诊断。

2. 关节炎症状不典型，缺乏特异血清学抗体，关节炎的诊断与鉴别诊断。

分析与讨论

本例患者自幼易患呼吸道感染性疾病及结膜炎，血清免疫球蛋白含量显著低于正常水平，提示存在先天免疫缺陷疾病。低或无丙种球蛋白血症可见于 XLA、CVID 等疾病，两者患者均易发生细菌感染，都可伴发感染、过敏、自身免疫疾病或恶性肿瘤，但是其遗传学基础不同。XLA 呈 X 连锁隐性方式遗传（图 23-3），基因缺陷位于 X 染色体长臂（Xq21.3-22），由编码 Btk 的基因突变所致。CVID 遗传方式无特异性，已报道突变基因包括 TACI、ICOS、BAFF-R、$CD19^+$ 等。

XLA 亦称 Bruton 病，人群中发病率约为 1/10000。该病多于 4～6 月龄以后起病，表现为反复呼吸道和胃肠道感染，亦可见皮肤、骨、关节和中枢神经系统感染。常见病原体为荚膜菌，如肺炎链球菌、流感嗜血杆菌、金黄色葡萄球菌、铜绿假单胞菌等。实验室检查可发现血清 IgG 低于 2g/L，IgA 和 IgM 含量也极低；外周血中 $CD19^+$ B 细胞减少，往往少于总淋巴细胞的 5%，扁桃体和外周淋巴结均发育不良，淋巴结和骨髓中不见浆细胞，但骨髓中有正常量的前 B 细胞。而 CVID 患者常 20～40 岁起病，可有或无家族史，$CD19^+$ B 细胞正常或减低（表 23-1）。本例患者入院后辅助检查提示免疫球蛋白减少，血淋巴细胞计数正常，$CD19^+$B 淋巴细胞缺如，结合患者临床表现，最后经基因检测确诊为 XLA。

在 XLA 的发病机制中，由于 Btk 基因负责来源于 B 细胞免疫球蛋白受体（BCR）的信号转导，缺乏 Btk 将导致正常 B 细胞发育停留于前 B 细胞时期，并提前诱导细胞凋亡。Btk 基因组包括 19 个外显子，目前已有报道的突变位于 Btk 基因的所有 5 个结构域，但是没有发现特异突变与疾病严重性之间存在明确关联。本例患者的基因检测结果提示其存在 Btk 基因第 13 内含子的 3′末端的剪接位点突变，即 C1178-1G > A。该位点突变可产生异常剪接的 mRNA，影响下游蛋白产物活性。

本例患者自 13 岁起开始出现关节症状，主要表现为关节肿胀及活动受限，呈慢性病程，对称性，累及双手小关节、双髋关节和双膝关节，影像学检查及骨扫描均提示存在关节炎症。先天免疫缺陷患者可出现关节炎表现，但多见于体液免疫缺陷患者，如 XLA、CVID、高 IgM 综合征、IgA 缺乏症等。不同研究显示，体液免疫缺陷患者接受治疗前关节症状的发生率为 5%~40%。10%~30% 体液免疫缺陷患者的关节炎为无菌性，并且此种现象在儿童及男性中更常见，特别是显著低丙种球蛋白血症或无丙种球蛋白血症的患者；其中，多关节炎是无菌性关节炎最常见的类型。低或无丙种球蛋白血症患者的多关节炎其临床表现类似类风湿关节炎（rheumatoid arthritis，RA），但是不同于 RA，其通常呈良性病程，其关节炎为非侵袭性，也不伴有典型 RA 的关节外表现。由于免疫球蛋白合成下降，XLA 患者常缺乏类风湿因子和抗核抗体。XLA 患者同样可出现感染性关节炎，以单关节炎多见；感染性关节炎的常见病原体包括细菌、支原体等。XLA 患者易于出现支原体关节炎的机制尚不清楚，可能是由于低免疫球蛋白血症导致对支原体黏膜定植的易感性增加，亦可能是黏膜表面缺乏保护性抗体。本例患者就诊 2 个月前发热、髋关节疼痛，应首先考虑感染性关节炎可能，予 IVIG 及抗感染治疗后症状好转。关节液双折光镜检未发现异常，可除外晶体性关节炎。虽临床表现与类风湿关节炎存在相似之处：有 3

个以上关节肿，双手小关节均有受累，呈对称性，病程大于6周，影像学检查提示关节间隙狭窄；但此类患者缺乏特异抗体，类风湿关节炎不能除外。其余可导致对称性关节炎的全身系统性疾病，在本例患者临床证据不足。

对于本例患者的治疗，XLA疾病本身的基础治疗为免疫球蛋白替代治疗，宜早开始，建议给予400mg/kg，每3～4周一次；同时在合并急、慢性感染时给予相应抗感染治疗。而针对XLA合并的无菌性多关节炎，研究发现免疫球蛋白替代治疗反应良好。在临床实践中，维持血清免疫球蛋白水平高于8g/L通常亦可有效预防支原体感染。尽管支原体是XLA患者感染性关节炎最常见的病原体，但在关节液培养获得明确阳性结果前即给予抗感染治疗仍然存在争议。本例患者定期门诊随诊，规律（每3～4周1次）免疫球蛋白替代治疗。

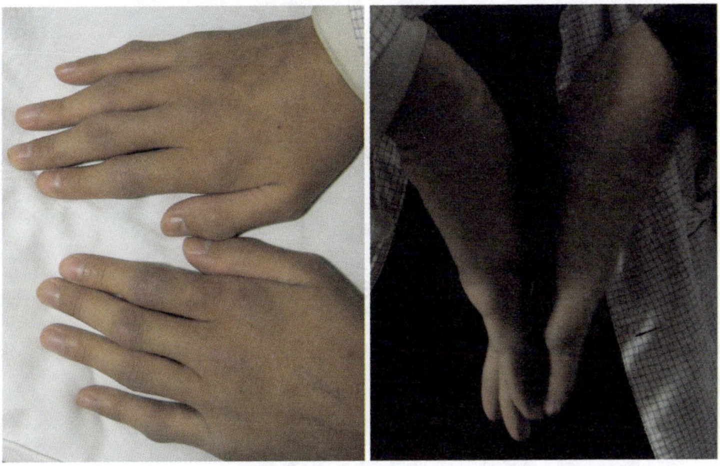

图23-1 双手近端指间关节肿胀；双手腕关节活动受限

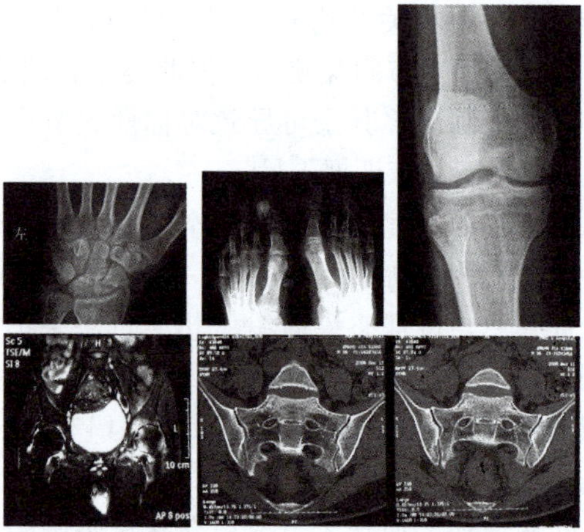

图 23-2　腕关节正位像；双足正位像；膝关节正位像；髋关节 MRI；骶髂关节 CT

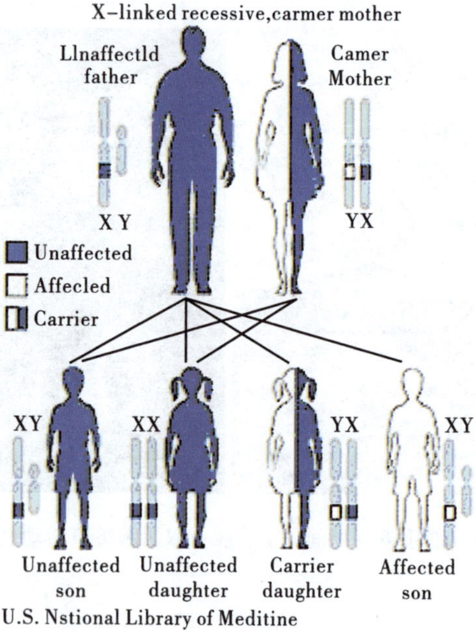

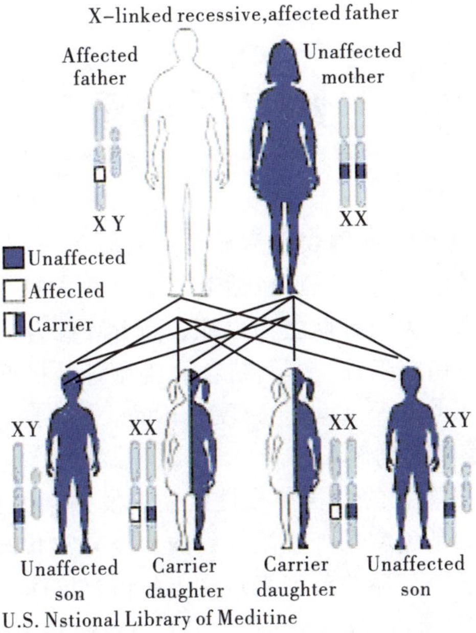

图 23-3 XLA 患者的遗传学特点

表 23-1 XLA 和 CVID 的特点

	XLA	CVID
起病时间	9～18 个月	20～40 岁
免疫球蛋白	明显减少	明显减少
$CD19^+$ B 细胞	明显减少或缺如	正常或减少
突变基因	Btk	TACI、ICOS、BAFF-R、CD19（+）
常见合并症	感染、过敏、免疫病、恶性肿瘤	感染、过敏、免疫病、恶性肿瘤

（李莉云　陈　华　苏金梅）

专家点评

陈华医师：本例表现为显著免疫球蛋白减少和关节炎。目前已知的体液免疫缺陷症包括 X 连锁无丙种球蛋白血症、常染色体隐性遗传无丙种球蛋白血症、高 IgM 综合征、CVID、选择性免疫球蛋白缺陷等。本例结合 B 细胞计数极低而 T 细胞计数正常，临床考虑 XLA，排除 CVID 诊断。最终通过基因检测证实 Btk 基因突变而确诊 XLA。

免疫缺陷患者的自身免疫性疾病的发病率比正常人要高，部分原因可能是免疫系统缺陷导致的免疫异常状态。本例关节炎，尽管缺乏侵袭性关节炎表现和 RA 相关抗体，无法确诊为 RA。但无丙种球蛋白血症患者，相应自身抗体亦可能被低估。各种免疫抑制剂都可能造成不同程度的免疫力降低，因而不太适合用于本例患者。异体干细胞移植可治疗先天性免疫缺陷症，同时正常干细胞有可能消除患者的自身免疫状态，对于本例的治疗具有一定可行性。

唐福林医师：本例提醒风湿免疫科医师，即便是临床上典型的类风湿关节炎（对称性小关节炎），亦需做详细的鉴别诊断。此患者关节炎表现酷似类风湿关节炎，但无关节痛、血清学标志物（抗 CCP 抗体、RF）阴性，不支持类风湿关节炎。Ig 降低或缺陷，亦需将 XLA 和 CVID 鉴别开，因这两种疾病的遗传基础不一样。

病例24 雷诺现象—腹痛—腹泻—胆管扩张—腹腔积液

病例摘要

患者女性，34岁，主因“双手遇冷变白变紫13年，间断腹痛、呕吐7年，腹胀半月”入院。1997年无明显诱因出现双手末端遇冷变白变紫。2003年出现阵发性脐周绞痛、呕吐胃内容物，伴尿频、尿急，给予抗炎治疗后症状缓解，反复发作。2003年2月13日查尿蛋白150mg/dl、BLD（-）；红细胞沉降率23mm/1h（↑），IgG 17.8g/L（↑），IgA 0.598g/L（↓），IgM 1.62g/L；ANA（+）S 1∶160，抗Sm（+）/28、29、13.5kD，抗RNP（+）1∶64/73、32、17.5kD；考虑为系统性红斑狼疮，给予泼尼松40mg qd治疗，症状好转，间断应用环磷酰胺（累积剂量约23g）、雷公藤多苷、爱若华治疗，后复查尿PRO（-）。2008年2月再次出现阵发性脐周绞痛、恶心、呕吐胃内容物，伴腹泻、腹胀，每天7~8次黄色水样便，超声检查示宫腔积液、腹腔积液；MRI示胆囊炎、十二指肠乳头肌炎、十二指肠淤积；给予头孢类抗炎治疗，症状缓解，反复发作，泼尼松加量至35mg qd、补液治疗，症状缓解，泼尼松规律减量至10mg qd维持。此后间断腹泻、呕吐症状发作，每年发作2~3次，每次持续1周，并逐步出现排便阻塞感，为黄色成形便，每次量5~10g，每天7~8次。2010年4月5日出现腹胀、腹围突然增大、双下肢指凹性水肿，左侧为著，伴恶心、呕吐胃内容物、尿量减少、尿色加深。查尿常规：蛋白1.0g/L；肾功能（-）；肝功能：ALT 104U/L，AST 524U/L，TBil 33.5μmol/L，DBil 22.0μmol/L，ALB 32g/L；CH50 22.9U/ml（↓），C3 0.44g/L（↓），C4 0.07g/L（↓），IgA 0.49g/L（↓）；腹部超声：胆结石伴肝内外胆管扩张、胆囊内沉积物伴胆囊结石、胆囊炎、主胰管扩张、双侧输尿管伴双肾积水、腹腔积液；泼尼松加量至50mg qd及利尿治疗，双下肢水肿减轻。病程中脱发较前增多，泼尼松减量过程中出现面部蝶形红斑、四肢近端、躯干红色皮疹。患者精神、饮食、睡眠可，近2年体重减轻约20kg。既往史、个人史、婚育史无特殊。入院查体：BP 110/80mmHg，SpO_2 99%；心肺（-），腹膨隆，全腹无压痛，肝脾未触及，腹壁张力高，移动性浊音（+），肠鸣音2～3次/分；双下肢轻度水肿。辅助检查：血常规正常；尿常规：蛋白1.0g/L；24小时尿蛋白0.24g；便常规、肾功能、甲状腺功能、凝血未见明显异常；肝功能：ALT 65U/L（↑），TBil 22.9μmol/L（↑），DBil 14.5μmol/L（↑），AST 43U/L（↑），GGT 654U/L（↑），ALP 378U/L（↑），ALB 30g/L（↓），AMY 191U/L（↑），LIP 180U/L（↑）；ESR、CRP（-）；CH50 14.4U/ml（↓），C3 0.36g/L（↓），C4 0.06g/L（↓），IgA 0.51g/L↓，ANA-IF（+）S 1∶1280，抗Sm（+）/（28、29、13.5kD），抗RNP（+）1∶4；CCP、AKA、ACL、LA均（-）；CA125 333.2U/ml（↑），CA199 59.5U/ml（↑），CEA、AFP（-）；腹腔积液CA125 1246U/ml；甲肝+戊肝（-）；CMV-IgM、EBV-IgM、血TB-SPOT（-）；腹腔积液细菌学（-）；腹腔积液常规：细胞总数48×10^6/L，白细胞总数42×10^6/L，单核26，多核16，黎氏试验（-）；腹腔积液生化：GLU 7.3mmol/L，LD 91U/L，TP 31g/L，ALB 18g/L，ADA 5.4U/L，Cl 105mmol/L；SAAG 12g/L。腹部超声：胆囊多发结石，胆汁淤积；肝内外胆管扩张，双肾

盂积水；腹腔积液。泌尿系超声：双侧输尿管上段扩张。全消化道造影：贲门失弛缓症，十二指肠淤积症。5小时GITT：胃排空15%。食管压力测定：类似贲门失弛缓症食管测压表现。立位腹平片：不全肠梗阻。肛门直肠压力测定：肛门直肠最初感觉表现为敏感性降低、最大耐受量表现为敏感性增高。胸、腹、盆腔增强CT：右肺下叶局部肺间质性改变；食管明显扩张；心包腔少量积液；肝内外胆管、胆总管明显扩张，胰管轻度扩张，考虑为胆总管下段梗阻，括约肌功能障碍不除外；双肾盂、双输尿管明显扩张，膀胱类塔样，壁略厚、强化；腹盆腔大量积液；腹膜后多发淋巴结影。腹部MRCP：胆总管下段梗阻，括约肌功能障碍不除外；胆囊扩大、泥沙样结石可能；双肾盂、所及输尿管扩张；腹腔积液，食管扩张。超声内镜：胆总管扩张达1.6cm，内见多发强回声，后伴声影，最大0.6cm，十二指肠乳头、壶腹未见明显占位，胰管轻度扩张，直径0.3cm，胆总管多发结石。诊断系统性红斑狼疮（systemic lupus erythematosus，SLE），平滑肌受累（食管、胃肠、胆道、输尿管、平滑肌受累）。治疗方面给予泼尼松龙50mg qd、环磷酰胺、保肝、利尿、促动力治疗，餐后呕吐、恶心、腹胀等症状缓解，腹腔穿刺抽出腹腔积液1000ml后，腹腔积液未见明显增长，肝酶、胆酶较前下降，胆红素降至正常范围。出院后转归：治疗2个月后患者症状再次加重，腹腔积液量增多，消瘦明显，糖皮质激素加量无效，半年后患者出现膀胱破裂，家属放弃治疗。

分析与讨论

SLE是一种自身免疫性疾病，临床表现多种多样，可以有平滑肌的受累，主要累及消化系统、泌尿生殖系统等。SLE 消化系统受累临床表现不具特异性。食管平滑肌受累以食管平滑肌收缩无力，失去张力等食管运动障碍、食管扩张多见，主要通过内镜、食管钡剂以及食管测压等相关检查确诊。曾有 Ramirez-Mata 等用测压仪检测了 50 例 SLE 患者，有 16 例有收缩减弱或缺乏，其中上 1/3 段 7 例，下 2/3 段 3 例，整段 2 例，下食管括约肌 2 例，下 2/3 段食管合并下食管括约肌 2 例。SLE 胃受累可表现为溃疡、胃动力低下等。胃平滑肌受累可表现为胃排空异常，SLE 胃动力低下是可逆的，随着 SLE 的好转胃动力可逐渐恢复，胃动力药有助于其恢复。SLE 肠道平滑肌受累可表现为慢性假性肠梗阻，目前 SLE 累及胃肠道平滑肌的病理机制尚不清楚，有可能为肠固有肌层存在广泛的肌炎、肌细胞坏死，发展为萎缩、纤维化，甚至肠肌层、血管。平滑肌受累可能是 SLE 活动的表现。SLE 并发假性肠梗阻时，极易合并泌尿系统平滑肌受累，主要表现为肾盂输尿管积水、膀胱容积缩小和膀胱刺激症状。肠梗阻与泌尿系统症状密切相关，两者可能存在共同的发病机制。除胃肠道和泌尿系统受累之外，SLE 可出现肝内外胆管等多处平滑肌受累，可有胆道梗阻的表现。肾盂输尿管积水和肝内外胆管的扩张作为 SLE 的并发症，其症状隐匿，难以诊断。如不及时治疗，能引起肾盂、输尿管、膀胱不可逆性病理改变，出现胆管结石、胆囊结石等病变。患者除广泛平滑肌受累之外伴发腹腔积液，北京协和医院总结的 SLE 合并的慢性肠梗阻的患者中，有一部分患者不明原因合并顽固性腹腔积液。

该患者发病过程有广泛的平滑肌受累，食管扩张、贲门失弛缓症、胃排空异常、不全肠梗阻、输尿管扩张、肾盂积水、肝内外胆管扩张表现，在治疗上选择糖皮质激素、环磷酰胺治疗，治疗开始一度有效，之后患者病情再次加重，提示我们 SLE 平滑肌受累需要早期发现、早期治疗，发现较晚、出现广泛平滑肌受累、可能出现萎缩和纤维化的患者对糖皮质激素和免疫抑制剂的反应不佳，在治疗的过程中，免疫抑制剂首选环磷酰胺，有报道应用CsA、他克莫司治疗SLE的平滑肌受累有效。

（敦志娜　费允云　李梦涛）

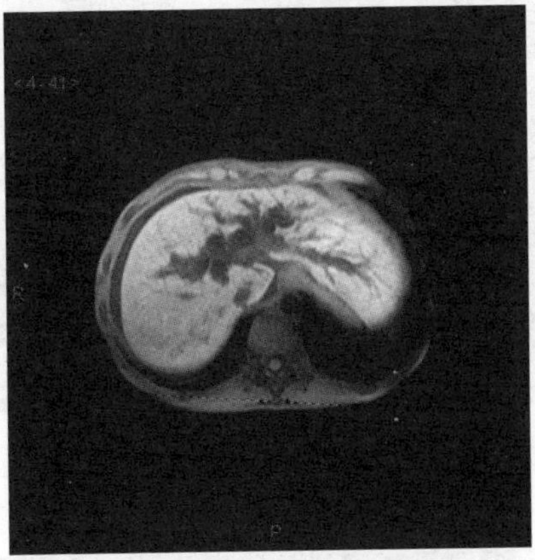

图24-1　腹部CT示肝内外胆管扩张

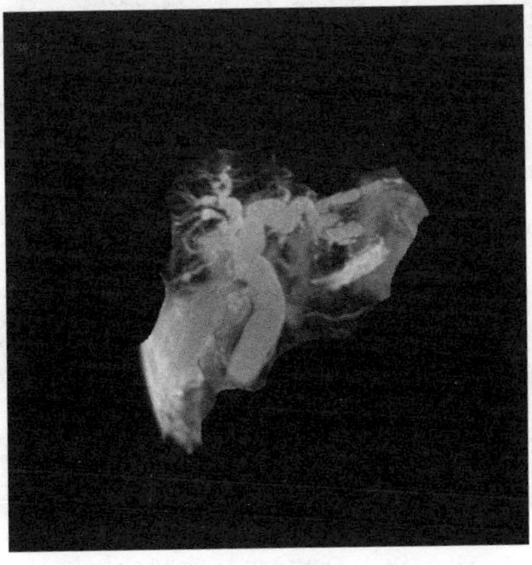

图24-2　MRCP示肝内外胆管扩张

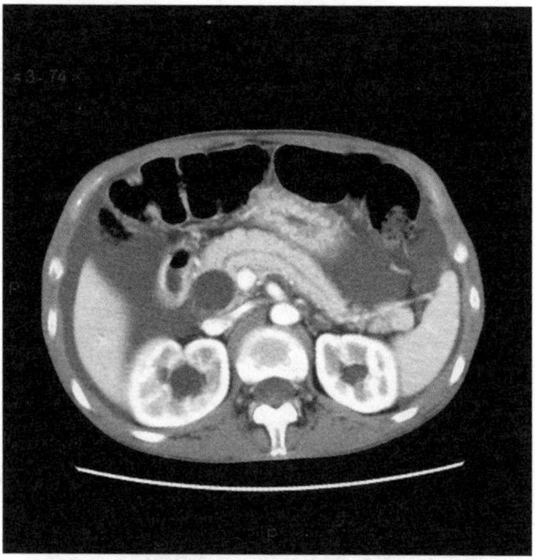

图 24-3　腹部 CT 示肠道扩张、胰管扩张

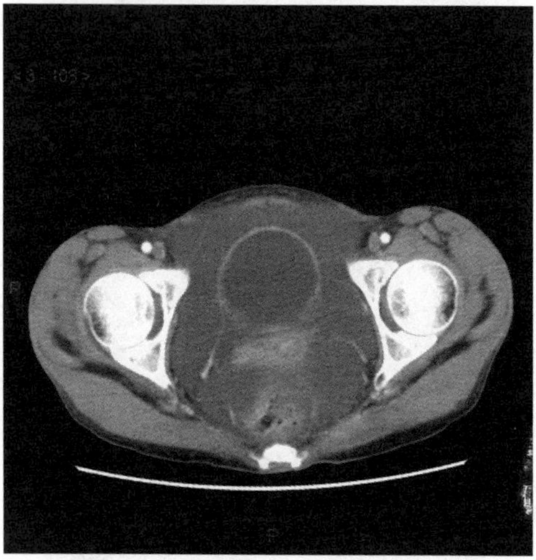

图 24-4　盆腔 CT 示膀胱壁增厚

专家点评

侯勇医师：随着大家临床诊治经验的增加和认识的提高，狼疮所致的平滑肌受累的病例是越来越常见，但像本例这么广泛的平滑肌受累（食管扩张、贲门失弛缓症、胃排空异常、不全肠梗阻、输尿管扩张、肾盂积水、肝内外胆管扩张）还是不常见的，值得在此讨论和学习。另外，本病人在2003年就有平滑肌受累情况，2008年病情加重，但未坚持正规治疗，这也是最终预后不佳的原因。文献报道和我们的经验都提示，早期积极治疗能改善预后。

病例25 鼻塞、听力下降—咳嗽、皮下结节—双眼突出、眶周肿物

病例摘要

患者女性，56 岁，因“鼻塞、听力下降 28 年，双眼突出、眶周肿物 12 年”于 2010 年 4 月第 2 次入院。1982 年 5 月患者出现鼻塞、流清水样涕，伴双耳听力下降和耳鸣；检查示鼻黏膜充血肿胀、双下鼻甲肥大，双耳鼓膜内陷；拟诊为“鼻炎、渗出性中耳炎”，对症治疗症状无缓解。1984 年 2 月患者出现咳嗽、咳白黏痰。右下肢出现皮下结节，活检后创面渐扩大而形成溃疡，经久不愈，活检病理示坏死性肉芽组织。伴发热，最高体温 39℃。于 1984 年 5 月第 1 次入住我院，查血常规、尿常规和肝肾功均正常。红细胞沉降率（ESR）53mm/1h、C 反应蛋白（CRP）30mg/L。胸片示双肺靠近肺门处小结节；支气管镜检查见左主支气管及隆突病变，活检病理示坏死性肉芽肿，抗酸染色阴性；结核菌素试验阴性；多次痰找抗酸菌、细菌培养和真菌培养均阴性；经多种抗生素治疗患者病情仍逐渐加重。多科会诊诊断为“韦格纳肉芽肿（WG）”，予泼尼松（60mg/d）、环磷酰胺（0.4～0.6g/w）及长春新碱（1～2mg/w×3w）联合治疗，患者体温恢复正常，右下肢溃疡渐愈合，复查胸片正常。在泼尼松和环磷酰胺减量过程中患者病情反复，咳嗽和喘憋加重，双侧腮腺进行性增大、肿痛和触痛明显，双下肢新出现多个皮下结节。将治疗方案调整为泼尼松（60mg/d）＋环

磷酰胺（0.8g/w），患者病情好转出院。定期随诊，泼尼松逐渐减量，环磷酰胺每 2 ~ 4 周静脉滴注 0.8g，1987 年 6 月停用药物，患者病情稳定。

1998 年春季起患者出现左眼球向颞侧突出，之后左内眼角、左额部出现皮下肿物，逐渐增大。无发热、流脓血涕、咳嗽和新发皮下结节。当地医院考虑“WG 复发”，先后应用环磷酰胺（累积量超过 100g）、异环磷酰胺、诺维本和紫杉醇等治疗，肿物仍不断长大；2007 年出现右眼球向颞侧突出，右内眼角皮下肿物；多次查鼻窦 CT 显示鼻窦（筛窦、蝶窦和额窦）软组织影，随病程逐渐增大，窦壁变薄、消失，向眶内或皮下生长，眼球受压移位（图 25-1）。为进一步诊治再次收入我院。既往史、个人史和家族史无特殊。

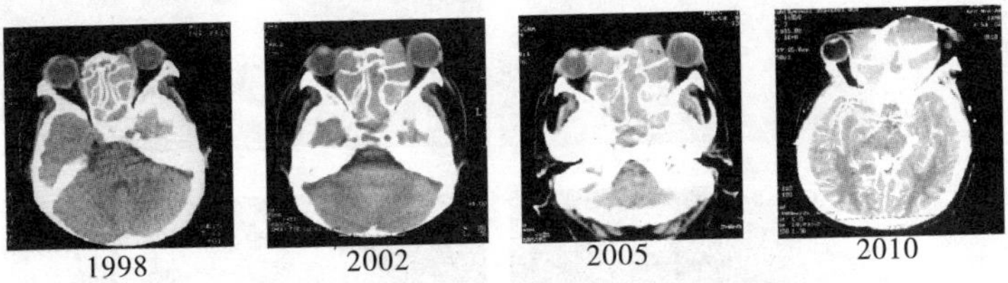

图 25-1　CT 示鼻窦占位 12 年演变过程

体格检查：生命体征平稳；心、肺及腹部查体未见异常；双侧眼球均向颞侧突出，双眼眶内侧、左侧额部有皮下肿物向外突出（图 25-2A、图 25-2C），质软、无触痛；粗测视力可，双眼未及震颤、眼球运动可，双侧瞳孔等大等圆、对光反射正常存在；鞍鼻，双侧鼻腔闭塞，双耳听力下降。

辅助检查：血、尿、便常规，肝肾功能、ESR、CRP、免疫球蛋白和补体均正常；抗核抗体、抗可提取物性核抗原抗体及抗中性粒细胞胞质抗体（ANCA）均阴性。胸部 X 线片、腹部和盆腔超声大致正常。头颅及鼻窦冠状增强 CT 示鼻腔内、双侧上颌窦、筛窦、蝶窦、额窦内软组织密度影，增强后周围强化，窦腔内可见扩张，窦壁变薄；双侧眼球受压向眼眶外侧突出；病灶自左侧额窦处向颅脑外突出，局部窦壁骨质破坏。头颅 MRI 提示鼻窦及鼻腔内占位性病变伴出血（图 25-2B、图 25-2D）。

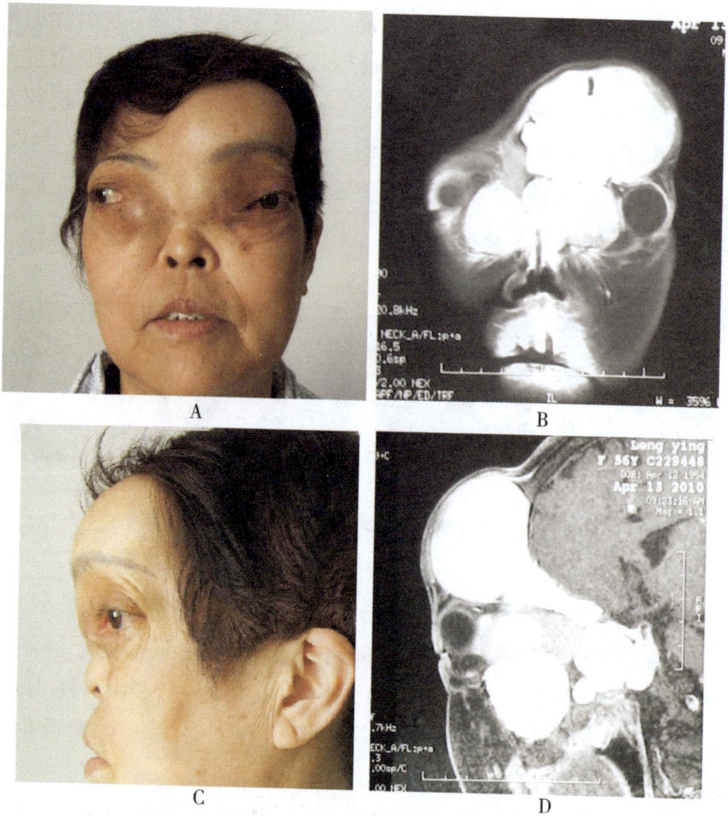

图 25-2　患者头面部和磁共振显像（T_2 加权像）的正面（A 和 B）与侧面观（C 和 D）

诊治经过：患者近 10 余年来突出表现为双侧鼻窦肿物，进行性增大，侵及眶内致使双侧眼球突出；是否为 WG 复发，球后和鼻窦肉芽肿形成所致？风湿免疫科、放疗科、神经外科、耳鼻喉科和眼科联合会诊：患者目前鼻窦内占位性质不明，建议手术取病理活检明确占位病变性质。2010 年 4 月 27 患者于全麻下行“鼻内镜辅助下双冠状切口路径鼻腔鼻窦肿物切除术”，术中可见薄膜完整黏液囊肿（囊内为灰色黏稠液），切除左侧额窦、双侧筛窦、上颌窦和蝶窦囊肿。术后病理示纤维组织囊壁显慢性炎伴玻璃样变、出血及局灶多量泡沫聚集，一侧面见多量横纹肌及脂肪组织；鼻腔黏膜坏死物、凝血及纤维组织伴玻璃样变。至此，鼻窦黏液囊肿诊断明确。患者术后伤口愈合好，病情平稳，出院随诊。

诊断：韦格纳肉芽肿合并鼻窦黏液囊肿

分析与讨论

本例患者病程长达近 30 年，依据临床表现的特点，可分为 1982～1998 年、1998 年至今 2 个阶段。

第一阶段

病例特点和诊断：

第一阶段的主要特点：①中青年女性，慢性病程，首发表现至确诊历经 2 年余。②多系统受累：a. 上呼吸道表现（ENT）：鼻塞、流涕和鞍鼻提示鼻黏膜及鼻窦病变；听力下降和渗出性中耳炎；双侧腮腺肿痛。b. 下呼吸道表现（L）：支气管及隆突结节；肺部结节。c. 皮肤病变：皮下结节，难治性皮肤溃疡和坏死。③支气管黏膜结节活检病理提示坏死性肉芽肿。

④抗感染治疗无效，泼尼松与环磷酰胺联合治疗病情好转稳定。

目前认为WG为上下呼吸道肉芽肿性炎症，累及小、中等血管（毛细血管、微静脉、微动脉和小动脉）的坏死性血管炎以及坏死性肾小球肾炎。临床上典型WG三联症为E（上呼吸道）、L（下呼吸道）、K（肾脏）表现。针对蛋白酶3靶抗原的抗中性粒细胞抗体（PR3-ANCA）阳性是其血清学特点。本例上呼吸道及肺部表现典型，结合病理示典型的肉芽肿病变，虽当时未能查ANCA，仍可以用WG解释病情全貌。

病理表现为典型肉芽肿者，临床需鉴别诊断的疾病包括：①感染性疾病，如结核病、真菌感染及伤寒等；②自身免疫性疾病：结节病、风湿热（风湿结节）、克罗恩病、类风湿结节、WG、变应性肉芽肿性血管炎、巨细胞动脉炎和多发大动脉炎等。结合患者临床表现，最需与之鉴别的是结核杆菌感染，但患者治疗经过不符合结核杆菌感染，激素联合环磷酰胺治疗有效，更支持WG诊断。

规范化治疗的标准方案：

WG的治疗分为诱导缓解和维持治疗两个阶段。糖皮质激素是治疗WG的基本药物之一，但单独使用糖皮质激素治疗，平均生存期约12.5个月，约96%患者的病情仍持续进展。目前国际上认为环磷酰胺联合糖皮质激素是治疗活动性WG的标准方法，应作为首选方案。诱导缓解（3～6个月）阶段大多数患者应用大剂量激素［泼尼松1～1.5mg/（kg·d）］，4～8周或病情控制后2周开始逐渐减量；有重要脏器受累的重症病人（弥漫性肺泡出血、急进性肾功能衰竭等）可采用甲基泼尼松龙静脉冲击治疗和/或血浆置换。环磷酰胺可采用间歇静脉冲击（0.5～0.75g/m^2或者15mg/kg，2～3周1次）和每日小剂量口服（2mg/kg）两种使用方法，二者的疾病缓解率、ANCA转阴的时间以及死亡率相似，由于冲击治疗累积剂量较小（为口服的

1/3～1/2），故冲击治疗出现感染、白细胞减少、性腺损害等严重并发症的发生率低。病情一旦缓解建议将环磷酰胺改为硫唑嘌呤或甲氨蝶呤维持治疗，疗程不少于18个月，以维持疾病缓解减少复发。该患者在20世纪80年代初即得到了WG准确的早期诊断，并及时予以大剂量泼尼松加环磷酰胺的联合治疗，疗程足够长，病情长期缓解。

B淋巴细胞清除治疗：

近年研究表明B淋巴细胞在自身免疫性疾病（包括WG）发病机制中起重要作用，动物试验证实MPO-ANCA具有致病性，去除B淋巴细胞对于环磷酰胺不耐受或难治性WG有较好的治疗效果。美罗华（rituximab）是一种嵌合鼠/人的抗CD20单克隆抗体，与B淋巴细胞表面的CD20抗原特异性结合，引起B细胞溶解的免疫反应，从而使致病性B淋巴细胞消失，达到疾病缓解。近期大规模随机对照研究表明美罗华（375mg/m^2 每周一次，共4周）治疗活动性WG的疗效与环磷酰胺相似。对于难治性或环磷酰胺不耐受的WG患者，美罗华治疗球后肿物和声门下狭窄等肉芽肿性病变的效果有争议。

对于该患者而言，近10年来双眼突出，眶周占位是否是WG疾病活动所致的球后肉芽肿形成呢？患者对环磷酰胺治疗反应差，下一步是否需要考虑美罗华治疗呢？

第二阶段

其特点：①双眼眶周皮下肿物渐进性增大导致双眼球突出移位。②影像学提示双侧鼻窦软组织占位，窦壁破坏，眼球受压。③环磷酰胺（累计量超过100g）、异环磷酰胺、诺维本和紫杉醇等治疗效果不佳。④术中所见和病理提示鼻窦黏液囊肿，非难治性球后肉芽肿。

病变性质和处理方法：难治性球后肉芽肿？外科手术？

近年对一类特殊类型的WG——难治性球后肉芽肿已逐渐认

识。患者第二阶段主要表现为头部症状、鼻塞、眼球突出；影像学提示鼻窦和球后占位，对环磷酰胺等治疗反应不佳，首先需要考虑 WG 病情活动——难治性球后肉芽肿。难治性球后肉芽肿的治疗较为棘手，大多球后肉芽肿的患者对 WG 的标准治疗方案（皮质激素联合环磷酰胺）反应不佳，应用抗 CD20 单克隆抗体（美罗华）清除 B 细胞来治疗球后肉芽肿的效果报道不一，手术后 1 年复发率高达 50%。本例患者在住院之初突出表现为双眼突出和球后占位，加之对大剂量环磷酰胺治疗反应不佳，首先考虑为 WG 难治性球后肉芽肿。但仔细分析患者有一些特殊之处：①球后肉芽肿临床上多表现为类似恶性肿瘤的生物学行为，呈“浸润性生长”，可能导致视野缺失、眶周及面部畸形、瘘管形成、感染等。该患者球后占位 10 年余，视力、视野均无明显受累，病情进展相对缓慢。②影像学表现为鼻窦占位病变，呈膨胀性增大，使窦壁变薄进而消失，向眶内生长致使眼球受压移位。患者似有不支持球后肉芽肿之处，为了进一步明确病变性质，在耳鼻喉科、眼科、放疗科会诊后，行“鼻内镜辅助下双冠状切口路径鼻腔鼻窦肿物切除术”，术后病理提示为鼻窦黏液囊肿。

鼻窦黏液囊肿 vs 球后肉芽肿：

鼻窦黏液囊肿作为 WG 的合并症并不常见。新近文献报道美国一头颈外科中心总结了有鼻窦受累的 120 例确诊 WG 患者资料，仅有 4 例患者合并鼻窦黏液囊肿，发生率为 3%。其机制为鼻塞、鼻液流出受阻，经长期慢性刺激形成。

鼻窦黏液囊肿 CT 的典型表现是窦腔扩大，含气腔消失，为液体密度，窦壁均匀变薄、呈气球样变。若长期脱水浓缩或继发感染，成为脓性黏液，密度可能升高，CT 值与软组织接近，但增强扫描时囊肿包膜强化，而内容物不增强，可以与实体肿瘤相鉴别。

需要指出的是：鼻窦黏液囊肿和球后肉芽肿的治疗方法和预后均存在极显著的差异。Steven 等对该中心 3 例 WG 鼻窦黏液囊肿进行内镜辅助下鼻窦手术，其 1 年内的复发率为 0%。而 WG 球后肉芽肿患者治疗相对棘手，免疫抑制治疗、放疗、手术均为可采用的方法，但效果均不佳；手术治疗者 1 年内的复发率高达 50%。

诊治启示：

➢ 认识 WG 的 ELK 三联症，对病理表现为肉芽肿的疾病学会鉴别诊断。

➢ WG 患者早期诊断，规范性治疗（大剂量皮质激素联合环磷酰胺）能大大诱导病情缓解，改善预后。

➢ 提高 WG 合并鼻窦黏液囊肿的认识，为一种少见合并症，可表现为鼻窦占位性病变，增强 CT 示包膜强化而内容物不增强可有助于与实性占位相鉴别。

➢ 鼻窦黏液囊肿首选手术治疗，预后好，复发率极低，不需考虑免疫抑制治疗。

（杨华夏　吴庆军）

专家点评

费允云医师：本例患者第一阶段韦格纳肉芽肿病（WG）诊断明确，具有较为典型的临床表现（上呼吸道、下呼吸道以及皮肤病变）和病理改变（坏死性肉芽肿），并接受了规范的糖皮质激素与环磷酰胺联合治疗，达到病情长期缓解。第二阶段的临床表现和影像学改变亦符合鼻窦黏液囊肿的比较典型的特征，最后经手术治疗和病理结果证实。典型 WG 有经验的内科

（风湿免疫科、呼吸内科、肾内科等）医师不难识别，鼻窦黏液囊肿对耳鼻喉科医师亦非罕见病；而本例患者历经十余年，辗转就诊于多家医院和知名医师，承受了巨大躯体和心理压力（容颜改变、大剂量化疗药物的毒副作用以及经济花费等），其诊治经过值得深思。在专科愈分愈细化的今天，缺乏及时、有效的多科会诊是其原因之一，本次通过多科沟通和协作而成功解除了患者疾苦。正是：山重水复疑无路，柳暗花明又一村。

病例 26　胸背痛、低热、腹痛

自身免疫病的特点是多系统受累和自身抗体阳性，但是恶性肿瘤也可表现为多系统受累和自身抗体阳性，抗体更多表现为一过性或低效价阳性。本例以急腹症为首发表现，诊治过程中检测到低效价自身抗体，最终确诊为血液系统恶性肿瘤。下面仔细分析该例患者的诊治过程，以期对这类表现为多系统受累、自身抗体阳性肿瘤患者的深入认识。

病例摘要和分析

患者男性，44 岁，因“胸背部疼痛伴低热 1 月余，中上腹痛 20 小时”于 2008 年 11 月 17 日入我院。患者自 2008 年 10 月出现前胸后背游走性针刺样疼痛，伴低热 37.5℃，无皮疹、咳嗽、咳痰、胸闷等，外院予抗炎治疗无效。11 月 10 日就诊于我院门诊，查血常规正常，红细胞沉降率（ESR）72mm/1h，PPD（-），肝肾功能、心电图及心肌酶均正常；胸部 CT 示“左舌叶索条影，右肺下叶淡片影，左侧少量胸腔积液”，给予左氧氟沙星（可乐必妥）口服 5 日症状改善不明显。11 月 17 日患者中午进食冷面，晚 9 时余出现中上腹持续性剧烈绞痛，向后背放射，自测体温 38℃，无呕吐、腹泻、黑便、便血等，来我院急诊。查体：急性病容，生命体征平稳，腹肌紧张，剑下压痛，肠鸣音弱。病程中无皮疹、关节痛、口腔溃疡等。患者既往患十二指肠溃疡、甲状腺功能减低十余年，长期甲状腺素替代治疗。于急诊查血常规：白细胞（WBC）及血红蛋白（Hb）正常，血小板（PLT）29×10^{9}/L；血谷丙转氨酶（ALT）87U/L，余肝肾功能、淀粉酶、脂肪酶、心肌酶均正常；血纤维蛋白原（Fbg）7.66g/L，APTT 32.3s；D-二聚体（D-dimer）及其他凝血指标正常。心电图正常；立位腹平片：可疑右侧膈下条形透亮影；腹部 CT、肠系膜血管彩超均未见异常。

患者中年男性，病初以胸背部不适、低热起病，血常规正常、单侧少量胸腔积液、红细胞沉降率增快。患者起病时的症状没有特异性，首先考虑呼吸系统感染。门诊给予喹诺酮类经验性抗感染治疗。但是治疗 5 天后出现急性中上腹痛，并且持续不缓解。此时结合患者既往病史（消化性溃疡、近期的胸腔积液），需考虑的病因包括：消化性溃疡及其并发症（消化道出血、穿孔等）、急性胰腺炎、胆道系统梗阻或炎症、肠梗阻、急性阑尾炎、肠系膜血管缺血坏死、泌尿系结石、过敏性紫癜等；此外，腹腔外的病因如急性心梗、主动脉瘤或主动脉夹层也需要除外。患者进入急诊后血小板明显下降，同时伴血纤维蛋白原显著升高，应高度怀疑肠系膜血管血栓形成的可能。于是行肠系膜血管彩超检查，但结果未发现明显异常。患者生命体征平稳，当时可保守治疗，密切观察病情进展。

急诊予禁食、补液等保守治疗，但患者自觉腹痛逐渐加重，考虑急性弥漫性腹膜炎的可能，当晚进行了急诊剖腹探查术。术中未探及明确消化道穿孔、坏死及实质脏器异常。术后由急诊转入外科继续观察病情变化，患者仍低热，但腹痛明显缓解。监测血常规，发现血三系下降，WBC（3.44→1.69）$\times10^{12}$/L，Hb 123→74g/L，PLT 波动于（20～43）$\times10^{9}$/L；血 D-Dimer（术后次日）1616→（术后 4 日）1202μg/L。抗核抗体（ANA）S 1∶80（+），抗 SSA、抗 SSB 抗体均原液阳性，24 小时尿蛋白

0.64g，抗 β_2GP_1 54RU/ml（↑）。予对症输血支持，风湿免疫科会诊考虑结缔组织病、系统性红斑狼疮（SLE）、抗磷脂综合征（antiphospholipid syndrome，APS）可能性大，加用泼尼松 60mg qd，克赛 6000U q12h 治疗，并转入风湿免疫科病房进一步诊治。

患者保守治疗后症状无缓解，反而有加重趋势，临床上考虑急性弥漫性腹膜炎不能除外，有急诊手术指征。但手术未发现空腔脏器和实质脏器的损害，结合 PLT 下降，还是考虑腹痛为肠系膜血栓的可能性大，血管彩超未见异常，提示微小血栓的可能性大。引起血栓的原因有遗传性和获得性两大类。患者凝血功能基本正常，病初检查血小板也正常，不支持遗传性疾病。导致血栓的获得性因素包括长期制动、药物、外伤、抗磷脂抗体综合征、骨髓增殖性疾病、恶性肿瘤、肾病综合征等。术后对患者进一步的检查，发现血三系下降、尿蛋白阳性，ANA、抗 SSA、抗 SSB、抗 β_2GP_1 等多种抗体呈低效价阳性，考虑血液系统、肾脏等多系统受累和自身抗体阳性，系统性红斑狼疮的可能性大。临床有血栓形成的表现，有血小板减少、抗 β_2GP_1 阳性，提示 SLE 继发 APS 的可能。APS 引发肠系膜血管血栓形成继而导致肠道缺血坏死的报道并不少见，以静脉系统受累多见。临床可表现为消化道出血、慢性腹痛、急腹症、消化道溃疡或穿孔，发生率可高达约 20%，是仅次于肝脏受累的腹部表现。以急腹症为首发表现者也有报道。

SLE 继发 APS 似乎可以描述一个完整的临床故事，但仍有一些疑点不能得到很好的解释，例如患者自发病以来反复描述的前胸后背针刺样疼痛。此外，虽然患者多项自身免疫指标均为阳性，但效价都很低，包括尿蛋白在内都处于临界阳性的状态。因此，即便加用了激素及抗凝治疗，仍需密切关注患者临床及各项实验室指标的动态变化。

患者住入风湿免疫科后监测体温正常。血常规恢复正常；

复查 24 小时尿蛋白正常，凝血指标、D-二聚体、免疫球蛋白及补体正常；ESR 74mm/1h；复查 ANA、抗 dsDNA、抗 ENA、狼疮抗凝物（LA）、抗 β_2GP_1 均阴性。患者在住院期间逐渐出现胸骨及双侧肋骨自发性疼痛，查体发现肋骨压痛，双手杵状指，行全身骨扫描检查，结果提示双侧肋骨多发病变，恶性病变不除外。进一步完善肿瘤筛查：血肿瘤标志物检查无异常；胸部 CT 较入院前无明显变化；全消化道造影见“十二指肠溃疡”；前列腺 B 超未见异常；骨髓穿刺涂片考虑骨髓转移癌，转移癌细胞占 8%。逐渐减停激素及抗凝治疗。患者回当地医院行 PET 并复查骨髓穿刺，最终确诊为 B 细胞性急性淋巴细胞白血病（B-ALL），行化疗及骨髓移植，现已痊愈。

患者各系统受累表现在很短时间内均得以缓解。血、尿常规分析恢复正常，各项免疫指标也相继转阴。虽然此时已经应用了激素及抗凝治疗，但自身免疫病如 SLE 在短短十余日内即达到全面临床缓解、ANA 转阴的可能性似乎不大。应当意识到上述各种临床改变可能并不特异，而真正的病因另有他在。患者转入风湿免疫科查体即发现存在胸骨中下段轻度压痛，在住院期间胸骨及肋骨的疼痛逐渐加重，于是行骨扫描检查，结果提示双侧肋骨恶性病变可能。骨髓穿刺涂片中确实发现了肿瘤细胞，但由于首次骨髓细胞学形态欠典型，在进一步行全身 PET 并复查骨穿后才得以确诊 B 细胞急性淋巴细胞白血病。至此，患者多次描述的胸背部针刺样疼痛以及所有的临床表现也终于得到了合理的解释。

在急性淋巴细胞白血病的诊断确立之后，再回顾患者在病程中出现的多系统受累和自身抗体阳性，最大可能还是继发于肿瘤。很多类型的肿瘤可因其抗原性导致非特异或特异性自身抗体的产生，也可累及全身各系统，在临床上可能出现类似自身免疫病的某些特征。因此诊断自身免疫病时需注意首先除外肿瘤及感染。自身免疫病可否同时合并肿瘤？2005 年的一项 Meta 分析提示自身免疫病确实能增加肿瘤的发病风险，可能与其淋巴细胞增殖的病理性改变有关。其中以干燥综合征最为常见，伴发的肿瘤类型多为非霍奇金淋巴瘤。SLE 也会轻度增加肿瘤的发病率。在本例的临床过程中，患者始终缺乏 SLE 最典型的特征性改变，用急性淋巴细胞白血病来解释病程全貌更为恰当；患者对化疗及骨髓移植的治疗反应也印证了这一诊断。

该患者的病情发展和病因诊断一波三折。临床表现不典型、不特异甚至具有一定迷惑性是其诊断的难点。但仔细回顾，从主诉、症状和体征上仍有值得考究的细微之处。在临床工作中往往如是，即使暂时确立了某一临床诊断，也不能懈怠对患者病情和治疗反应的观察、分析，才能最终确诊，进而治愈。

（曹　炜　陈　华　苏金梅）

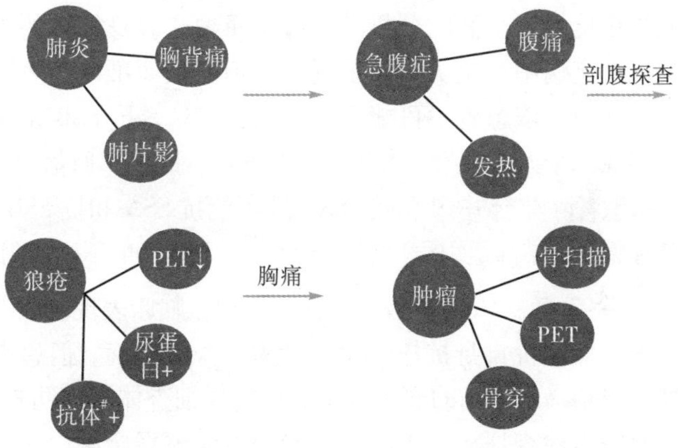

图 26-1　诊疗过程

专家点评

唐福林医师：该例入院后曾误诊为 SLE，主要原因是患者入院后血液学受损（三系降低），ANA、抗 SSA、抗 SSB 阳性，24 小时尿蛋白定量 0.64g，抗 β_2GP_1 阳性，按 SLE 诊断标准似乎诊断明确。但仔细分析，44 岁男性患者，以低热、背痛和腹痛为主诉，本不该考虑 SLE。三系降低和尿蛋白阳性均为外科剖腹探查后发生，患者并无 SLE 典型的临床表现，在转入风湿免疫科病房后查体发现胸肋骨压痛，且复查 ANA、抗 SSA、抗 SSB、抗 β_2GP_1 均阴性，则不支持 SLE。进一步骨穿证实血液系统肿瘤。该患者的诊治过程告诉我们，任何疾病的诊断要重视临床，详细的体格检查和全面的分析资料非常重要，自身抗体的检测在自身免疫性疾病中有至关重要的地位，但必须要准确，要多次阳性才可以确定。该患者不可能在短期内抗 SSA、抗 SSB 抗体从阳性转为阴性。个人认为第一次报告的抗 SSA、抗 SSB 原倍阳性为误判。肿瘤患者除非合并 SLE 或 pSS，才可能抗 SSA 和抗 SSB 阳性。通常自身免疫性结缔组织病出现抗 SSA、抗 SSB 一般不会转阴。

陈华医师：该患者起病症状不典型，临床表现复杂。病程中曾经查出低效价自身抗体，而怀疑为自身免疫病。但患者为年轻男性，患结缔组织病的概率较小。通过详细查体发现肋骨病变，并通过核医学检查证实，无法用自身免疫病解释全貌，并引导诊断思路到肿瘤性疾病方面。最终通过骨髓检查确诊为白血病。

本例说明，自身抗体检查必须紧密结合临床表现，两者一致时方可考虑自身免疫病。对于不符合、尤其是低效价自身抗体，诊断自身免疫病必须慎重。

病例 27　发热—胸腺瘤—多关节肿痛

病例摘要

患者女性，38 岁。因“反复发热、咳嗽、咳痰 3 年，多关节肿痛 2 个月”入院。患者自 2007 年起无明显诱因反复出现发热，体温最高 40℃。伴畏寒、寒战、咳嗽，咳痰为黄白色痰，量较多，在当地医院予以抗生素治疗后体温可降至正常，但反复发热、咳嗽、咳白痰，每 1 ~ 2 个月发热 1 次，2008 年 6 月就诊外院诊断为“胸腺瘤”，行胸腺瘤切除术。术后病理示：A 型胸腺瘤。术后仍有反复发热，频率和症状同前。2010 年 3 月就诊其他医院，考虑“鼻窦炎，鼻息肉”，行鼻息肉切除术，术后患者未再出现发热，咳嗽明显缓解。2010 年 7 月底患者出现双髋疼痛，蹲起困难。8 月初出现双膝、双踝关节及双足肿痛，行走时明显加重，当地医院予泼尼松 10mg/d 口服无效，出现发热，体温最高达 39℃，伴畏寒、寒战、咳嗽、咳白色黏痰，口腔多发性痛性溃疡，泼尼松 50mg/d 1 周无效。逐渐出现双下肢可凹陷性水肿，双手近端指间关节、掌指关节、双肘关节和双肩关节肿痛。查血常规：WBC 1.83×10^9/L、L 0.36×10^9/L，Hb 96g/L、PLT 110×10^9/L，甲肝、乙肝、丙肝病毒抗体均阴性，ANA、抗 ENA 抗体谱、APF、抗 CCP 抗体、RF 均阴性，IgG 0.07g/L，IgA 0.01g/L，IgM 0.08g/L；淋巴细胞分析：B 细胞 0%；CT 示：双肺下叶感染。给予输注 IVIG 5g qd × 10d，人脐带血间充质干细胞 2U 及冰冻血浆 400ml ×2 次，羟氯喹 0.2g bid 口服，未使用激素，给予氟康唑静滴抗感染后体温恢复正常，予乐松 60mg qd 口服，起初可使关节肿痛缓解，约 10 日后无效，改予泰勒宁 1g tid 和依托考昔 60mg q8h，可缓解静息痛，但活动后疼痛明显，食欲明显下降。于 2010 年 10 月 8 日就诊北京协和医院，查血常规：WBC 20.7 $\times 10^9$/L，N 93%，Hb 83g/L，PLT 312 $\times 10^9$/L，ESR 78mm/1h，IgG 4.53g/L，IgA 0.24g/L，IgM < 0.17g/L，考虑自身免疫缺陷症、关节炎，给予德宝松 1ml 肌注治疗无效。并于受凉后再次出现咳嗽、咳白痰，有拉丝，无发热，为进一步诊治入我院。入院查体：因疼痛活动明显受限，左腕、双手背、腰骶部、臀部可见散在皮下结节，表面红肿、活动差、疼痛明显，浅表淋巴结不增大，心肺腹未见异常，双膝、双踝关节、双腕、双肘双肩轻度肿胀，压痛明显，双下肢中度可凹陷性水肿。入院诊断：①发热、关节痛原因待查：Good 综合征可能大，反应性关节炎。②胸腺瘤切除术后。③鼻息肉切除术后。诊治经过：入院后完善检查：血常规：WBC 13.29 $\times 10^9$/L，N 90%，Hb 80g/L，PLT 307 $\times 10^9$/L。尿常规：pro trace，尿沉渣阴性，24 小时尿蛋白 0.56g，大便常规 + OB（－）；肝功能：TP 45g/L，ALB 22g/L，GGT 73U/L，ALP 188U/L，AST 55U/L，CRP 171mg/L，ANA 阴性，抗 CCP 阴性，PCT 0.3ng/L，TB-SPOT（－），CMV 阴性，DNA 2800coopies/μl，G 试验阴性，CMV-pp65（－）。淋巴细胞亚群：B 细胞缺如，NK 和 $CD4^+$ T 细胞计数减少，$CD8^+$ T 细胞比例升高并有轻度激活，$CD4^+$/$CD8^+$ T 比例倒置，T 细胞免疫功能减低。心电图：窦性心动过速，T 波改变。超声心动：少量心包积液。骨 ECT：四肢大关节增高区，考虑为炎性病变。X 线片：双手及腕关节骨质疏松，双腕关节骨间隙狭窄，双肘和双肩关节未见明显异常。左右足未见明显异常，膝关节炎骨质疏松。左腕关节

增强 MRI：左腕弥漫滑膜炎，腱鞘炎，伴皮下组织、肌肉等软组织、骨骼异常，感染性病变？结缔组织病？超声检查：盆腔未见异常，肝脾大，左腕部皮下组织内和腰骶部肌层囊实性结节，腰骶部下部正中肌层内实性结节，需除外慢性炎性病变。2010年10月15日左腕结节穿刺物奴卡菌涂片（－），细菌涂片（－）。10月21日左腕结节处再次穿刺，吸出少量淡黄色脓性物质，病原学检查：细菌涂片（－），真菌染色（－），抗酸染色（－），奴卡菌染色、细菌培养、放线菌培养、真菌培养、奴卡菌培养均阴性，血培养需氧＋厌氧均阴性。专业组查房考虑软组织感染或关节感染引起反应性关节炎可能性大，建议尽快明确感染病因，给予广谱抗生素同时加 NSAIDs 等对症镇痛，加强营养支持。治疗及转归：入院后给予 IVIG 5g qd 共10天无效，加用大扶康0.2g qd 及复方磺胺甲噁唑后，体温无明显下降，检测肝功能升高，加丽科伟（更昔洛韦）和保肝药后，ALT 逐渐下降至64～72U/L。经治疗后患者仍发热，非甾体类抗炎药物改为布洛芬0.3g q6h，后体温高峰有下降的趋势，咳嗽、咳痰较前减少，四肢水肿明显，关节疼痛较前减轻。查体：心肺腹（－），双下肢轻度可凹陷性水肿，2010年11月2日复查血常规：WBC 6.9×10^9/L，N 81.7%，PLT 276×10^9/L；肝功能：ALT 72U/L，TP 47g/L，ALB 22U/L，ALP 282U/L，ESR 117mm/1h，CRP 152mg/L，IgG 6.43g/L，IgA 0.24g/L，IgM < 0.17g/L。因家属要求出院，嘱回当地医院继续治疗。

分析与讨论

本例患者为中年女性，慢性病程，表现为反复发热、咳嗽、咳痰3年，抗感染治疗有效，曾在外院诊断胸腺瘤，行胸腺切除术，术后病理示A型胸腺瘤。术后仍反复感染，并多次查血丙种球蛋白低，故Good综合征诊断成立。Good综合征（Good syndrome，GS）是一种罕见的、继发于胸腺瘤的免疫缺陷病，其主要特点是胸腺瘤、低丙种球蛋白血症，$CD4^+/CD8^+$ T细胞比值倒置、低外周血B淋巴细胞和伴有$CD4^+$ T细胞免疫缺陷。GS患者的细胞免疫和体液免疫都存在明显的异常。自1954年Robert Good首次报道本病以来，全球用英语文献报道的病例只有200多例，国内文献报道40多例。好发年龄40~70岁。其具体发病机制未明。GS最主要的临床表现是反复发生感染，对细菌、真菌、病毒易感性增加，常见的有鼻窦炎、肺炎、支气管炎、中耳炎和腹泻，常易发生机会性感染，包括黏膜与皮肤念珠菌病、巨细胞病毒、单纯疱疹、带状疱疹感染。约20%的患者伴有自身免疫病，最常见的是重症肌无力和纯红再生障碍性贫血。我院在2000~2011年期间总共收治Good综合征患者总共9例，所有患者均有免疫球蛋白IgG、IgA、IgM水平降低，与文献报道相似。其中病毒性脑炎1例，左耳中耳炎1例，鼻窦炎3例，有腹泻症状者3例，死于卡氏肺孢子菌肺炎1例，多关节炎2例，肌痛2例，中枢神经系统脱髓鞘病变1例。

Theodoros等人曾复习了由Pubmed收录的在1956~2009年间发表的关于Good综合征的文献，总共152人例患者中只有2人有关节炎的表现，其中1例为支原体感染性关节炎。本例患者关节炎的原因考虑如下：①反应性关节炎：患者反复发热、咳嗽、咳痰等呼吸道感染病史，但反应性关节炎不好解释的地方（难以解释以下问题）：反应性关节炎受累关节常常呈非对称性，单关节或少关节多见，关节病变多发生在承重部位，依次以膝关节、踝关节、跖趾关节等下肢关节多见，但本例患者表现为全身多处对称性大关节炎。②类风湿关节炎：支持点：中年女性，对称性关节炎，关节肿痛数目超 10 个，ESR 和 CRP 升高。不支持点：a. 抗 CCP 抗体、APF、AKA 均阴性。b. 给予糖皮质激素治疗后患者关节肿痛症状无缓解。患者 RF 和抗 CCP 等类风湿关节炎相关的自身抗体阴性可能用患者体液免疫缺陷不能产生相应的抗体解释。③感染性关节炎：患者有发热、免疫功能低下，应考虑感染性关节炎可能，尤其需排除病毒、支原体感染的可能。但患者多项感染指标均阴性，感染性关节炎诊断证据不充分。

Good 综合征的治疗方面以 IVIG 替代治疗为主，以降低感染风险，当并发感染时，则根据情况选用敏感抗生素。而切除胸腺瘤不能改变低丙种球蛋白。多数患者最终死于感染。

（甘凤英　费允云）

专家点评

冷晓梅医师：读完本文，深感受益，从病例描述到分析讨论，行文流畅，一气呵成。以本人拙见，文章有两大亮点：第一，患者的临床表现包括感染、胸腺瘤、关节炎等，凡此种种似乎毫无关联，但作为临床医师必须善于寻找看似无关的现象之间的内在联系，建立起自己缜密的临床思维。换句话说就是，当我们面对复杂疑难的病例时，我们首先力求用一元论来解释全貌，透过现象发现本质，而非将多种现象割裂开来，分别进行诊断和处理。经治医师正是做到了用一元论的思维全面考虑患者，才会在很短的时间内确立了正确的诊断，为后续的治疗奠定了基础。第二，本例患者在确诊 Good 综合征后临床医师并没有停止思考，因为患者多关节炎的发生原因仍不明朗。

诚然，Good 综合征本身就可以有关节炎，这无论是国外的资料还是我们国内的资料都有共识。但经治医师并没有想当然地认为这已经可以用 Good 综合征来解释了就不再深究，而是又进一步分析和鉴别，提出了反应性关节炎、类风湿关节炎和感染性关节炎这三种可能性，对它们的支持点和不支持点进行了讨论。有理有据，令人信服。正是这种对临床上哪怕一处疑点都不放过的精神才是促进科学进步的关键；相反，浅尝辄止、不善于思考则是临床工作的大敌。

病例 28 发热—下肢肌痛—脑梗死—左心房内占位

病例摘要

患者女性，24 岁，主因“间断发热 8 个月，下肢肌痛 7 个月，左侧肢体麻木无力 4 个月”于 2010 年 5 月收住我院。患者 2009 年 9 月受凉后出现发热，最高体温 39℃，不伴畏寒、寒战，使用退热药后体温可降至正常，数日发作 1 次。10 月初起行走时突发左小腿内侧肌痛，2 周后出现右小腿内侧肌痛，予青霉素抗感染治疗效果不明显。12 月因左小腿内侧剧痛以致翻身困难于当地医院住院诊治，查血常规、尿常规及肝肾功能正常；红细胞沉降率（ESR）58mm/1h、C 反应蛋白（CRP）24.6mg/L；抗链球菌溶血素“O”800U/ml、类风湿因子 40U/L，抗核抗体（ANA）阴性，抗心磷脂抗体（ACL）阴性，抗 β_2 糖蛋白 1（β_2GP_1）抗体 146U/ml，蛋白酶 3-抗中性粒细胞胞质抗体（PR3-ANCA）阳性。血管彩超示双侧桡动脉、双侧尺动脉、左侧腋动脉、左侧肱动脉搏动血量不足，右侧腋动脉和肱动脉持续痉挛。骨髓涂片和腰椎穿刺脑脊液检测均未见异常。2010 年 1 月患者突发左侧肢体麻木、无力。头颅磁共振示右侧丘脑及岛叶脑梗死（急性期），右侧大脑半卵圆中心缺血灶，右大脑后动脉狭窄。拟诊“系统性血管炎”，予静脉滴注甲基泼尼松龙（320mg/d×5→500mg/d×4），续用泼尼松（60mg/d）和环磷酰胺（0.4g/2w×3），辅以扩血管、抗凝和改善脑代谢治疗。患者左侧肢体麻木减轻，肌力有所恢复。出院后仍间断发热和右小腿疼痛3个月再次住院诊治，血尿常规、肝肾功能和肌酶谱正常；ESR 53mm/1h，CRP 21mg/L；PR3-ANCA阳性，ANA、ACL和抗β_2GP_1抗体阴性。肌电图和右侧腓肠肌活检病理未见特征性改变。予泼尼松（40mg/d）和环磷酰胺（0.4g/w，至本次入院总量2.2g），仍然间断发热和右小腿内侧疼痛。发病以来，患者无鼻塞、流脓涕、鼻出血、声嘶、听力下降、咳痰及呼吸困难，无口腔溃疡、外阴溃疡、眼红及视力减退，无皮肤红斑、皮下结节和紫癜。

入院体格检查：体温37.8℃，脉搏86次/分，血压：右上肢115/75mmHg，左上肢95/65mmHg，右下肢测不出，左下肢130/95mmHg。浅表淋巴结未触及增大，无皮疹。心前区无隆起，未触及震颤，心界不大，心律齐，心尖部可闻及舒张期吹风样杂音，肺及腹部查体未见异常。双足背动脉搏动弱，四肢肌力和肌张力正常，脑膜刺激征阴性，病理征未引出。

入院后查血常规示白细胞$8.5\times10^9/L$，中性粒细胞分数0.81，血红蛋白116g/L，血小板$129\times10^9/L$；尿常规：红细胞微量，余正常，尿沉渣未见异常；粪常规及潜血、肝肾功能均正常。ESR 37mm/1h，CRP3 0.2mg/L，纤维蛋白原3.52g/L；血免疫球蛋白和补体定量正常；ANA、抗可提取性核抗原（ENA）抗体、抗心磷脂抗体、抗β_2GP_1抗体和狼疮抗凝物均正常；2次间接免疫荧光（IF）法与酶联免疫吸附（ELISA）法检测ANCA均阴性；血同型半胱氨酸正常；癌胚抗原、CA125、CA199和CA242均正常。头颅磁共振血管造影示左侧额叶皮层下、右侧岛叶、半卵圆中心、右侧丘脑及右侧内囊后支片状长T_2信号，缺血性改变可能；双下肢CT动脉造影和三维重建示右股浅动脉中段血栓闭塞，其周结节状强化灶，右侧胫腓干血栓闭塞。心电图未见异常；体表超声心动图示近房间隔中部左房侧可见一中强回声，形状不规则（图28-1A）；经食管超声心动图示左房后壁可见分叶状、活动度大、中强回声占位，大小约（26×18）mm，肿瘤可能性大。心脏磁共振示二尖瓣区室间隔侧不规则异常信号，考虑二尖瓣赘生物可能（图28-1B）。

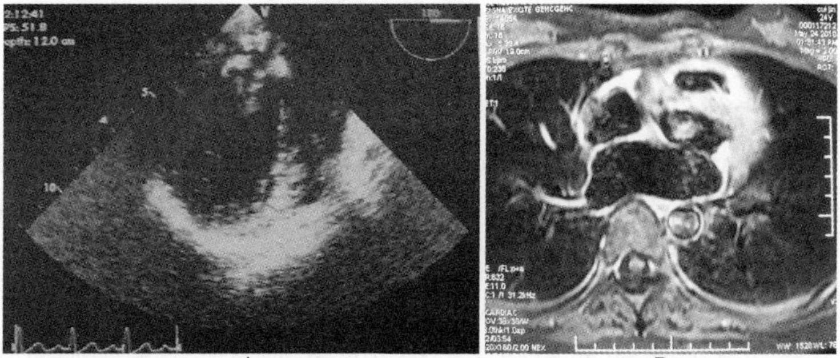

A　　　　　　　　　　B

图28-1　A. 经体表超声心动图示近房间隔中部左房侧可见一中强回声，形状不规则。B. 心脏磁共振示二尖瓣区室间隔侧不规则异常信号，考虑二尖瓣赘生物可能

患者入院后维持泼尼松与环磷酰胺治疗，仍间断发热，最高体温39.2℃，左手掌大鱼际出现米粒大小暗红色结节，触痛明显。3次血培养均提示为血链球菌，遂停用环磷酰胺，泼尼松快速减量至15mg/d，同时予静滴青霉素（400MU q6h）和阿米卡星（0.2g q12h）联合抗感染治疗，次日患者体温即恢复正常。2周后复查血培养阴性，行左心房赘生物清除术及二尖瓣成形术，术中见左心房峡部内膜附着多簇赘生物，最大直径（10×3×3）mm，质地脆硬。病理示少许被覆纤维组织之心肌组织，另见多量纤维素样坏死物，伴钙化，PAS染色阳性，六胺银和抗酸染色均阴性。术后予万古霉素（稳可信1.0g q8h）联合阿米卡星（0.4g qd）抗感染6周，并加用华法林抗凝。患者未再发

热，未再出现栓塞事件，复查血常规和CRP正常，ESR降至28mm/1h。术后3个月随访病情稳定。

分析与讨论

患者为年轻女性，病程8个月，本次入院前主要表现为间断发热、脑梗死与双下肢交替性肌痛，颅内动脉狭窄经MRI证实，血管彩超提示双上肢动脉异常，而双下肢血压明显不一致提示右下肢血管病变。辅助检查除血清非特异性炎性指标明显升高外，最重要发现为PR3-ANCA阳性。将PR3-ANCA与炎症反应、多发动脉狭窄闭塞相联系，很容易想到ANCA相关血管炎（AAV），而外院应用冲击剂量甲基泼尼松龙治疗后临床症状有所改善也支持AAV。但仍然存在以下两点疑问：①AAV属于小血管炎，包括韦格纳肉芽肿病（WG）、显微镜下多血管炎（MPA）和变应性肉芽肿性血管炎（CSS），主要累及微动脉、毛细血管和微静脉，也可有小动脉和中动脉受累，通常出现皮肤、耳鼻喉、肺脏、肾脏和周围神经等多器官病变。而此患者受累血管以中动脉为主，且无明确常见脏器受累表现。②外院针对AAV的治疗规范，药物剂量与疗程均较充分，但仍然无法完全控制病情。为解决上述疑问，我们本次住院后重点查找支持AAV的血清学和病理学证据，同时筛查其他可能引起动脉狭窄/闭塞的疾病和全面评估重要脏器。

患者入院后我院2次复查ANCA均为阴性，虽然不除外与免疫抑制治疗有关，但是也进一步加深了对AAV诊断的疑问。全面的检查除外了其他引起动脉闭塞（血栓栓塞）的常见疾病，如高同型半胱氨酸血症、抗磷脂抗体综合征、恶性肿瘤、弥漫性结缔组织疾病等。在对重要脏器评价过程中发现左心房分叶状占位，心内科与心外科医师均考虑肿瘤可能性大。事实上，心脏肿瘤患者经常有发热、体重减轻等全身表现，其中发生脑血管栓塞者接近10%，6%出现其他脏器栓塞，尤其左房肿瘤发生栓塞事件的概率更高。根据其形态和部位，术前考虑心房黏液瘤可能性大，有报道12%心房黏液瘤患者可合并神经系统并发症。因此，心脏肿瘤可以解释本例患者的病情全貌。

发热、多次血培养阳性和心脏瓣膜赘生物，感染性心内膜炎（IE）的诊断呼之欲出。尽管如此，我们依然面临着两个选择：或者用IE来解释疾病全貌；或者用心脏肿瘤合并菌血症来解释临床表现。由于其赘生物超过10mm且仍有活动性栓塞事件发生，从IE角度也存在手术指征，因此行心脏手术，手术所见及病理结果除外了心脏肿瘤，IE成为最终诊断，且治疗反应也支持IE。

在此患者的诊治过程中，两家医院检测PR3-ANCA均阳性，这也是导致误诊为AAV最重要的原因之一；两次住院期间均未行血培养和超声心动图检查，是误诊和漏诊另一重要原因。事实上除AAV外，ANCA阳性尚可见于多种其他情况，如结缔组织疾病、溃疡性结肠炎、肿瘤和包括感染性心内膜炎在内的多种感染。IE合并ANCA阳性时临床上易与AAV混淆，若误将IE诊为AAV，错误地应用免疫抑制治疗有时会产生致命后果。因此，要特别强调在考虑AAV时需与ANCA阳性的IE相鉴别，有时会很困难，比如在血培养阴性的IE。

虽然本例患者最终明确诊断为IE，但如前所述，心脏肿瘤临床表现可与IE相似，有时还可合并IE，因此当赘生物较大而IE诊断存在疑问，或积极抗感染治疗而临床表现无改善时，无论是从明确IE角度还是除外肿瘤角度均可考虑手术探查。

（孙雪峰　吴庆军）

专家点评

苏金梅医师：当风湿免疫科医师遇到动脉血栓栓塞时，很容易想到系统性血管炎。但是，实际上我们的诊断步骤应该是首先确定血管病变是原发性还是继发性因素引起的。在继发因素中肿瘤和感染性心内膜炎也是常需鉴别的疾病。感染性心内膜炎可以出现系统表现，但是血管病变常表现为小动脉受累，表现为中等动脉血栓栓塞的病例较为少见。通过这个病例首先我们认识到了感染性心内膜炎少见的中等血管受累的情况。另外，从临床诊治思路上讲，也是一例很好的范例，在临床表现出现不常见的情况、在治疗反应与预期相反的时候，我们应积极寻找病理学证据。最后，还需强调的是我们的风湿免疫性疾病多为多系统受累，临床表现多种多样，除了自身抗体以外，组织病理检查是我们诊断和鉴别诊断的有力武器。

病例 29　局限型韦格纳肉芽肿

局限型韦格纳肉芽肿（WG）在临床中并不少见，而且表现多种多样，大部分患者在眼科或耳鼻喉科初诊，也往往同眼科或耳鼻喉科的其他疾病相混淆。

病 例 摘 要

患者女性，57 岁，左眼红痛、左侧头颈部疼痛 6 月余，加重 2 个月。2008 年 3 月无明显诱因出现左眼红、痛，伴畏光，双眼视力 0.8，左外侧球结膜充血，触痛，诊断为巩膜炎，给予双氯酚酸钠眼液、典必殊滴眼疗，症状无明显缓解，患者视力逐渐下降，左侧头痛加重，且疼痛逐渐累及左侧颈部。2008 年 6 月患者查左眼视力 0.2，泼尼松口服 30mg qd，阿昔洛韦 0.2g tid，疼痛基本可控制，但泼尼松减至 15mg qd 时眼部及头部疼痛再发加重，查左眼视力继续下降至 0.12。眼眶 CT 示：左侧泪腺及巩膜区软组织密度影，给予头孢类药物（具体不详）和地塞米松 10mg 静脉滴注 5 天，后改为泼尼松 30mg qd，患者疼痛可缓解，但仍有眼红。2008 年 8 月患者左眼痛及头颈部疼痛再次加重，泼尼松、头孢唑啉治疗效果不佳。2008 年 9 月玻璃体混浊明显，裂隙灯下可见脱离的视网膜，诊断为左眼全葡萄膜炎，眼内炎待排除，为行进一步检查及治疗收入我院眼科。查体：视力：右眼 0.6，左眼光感。眼压：右眼 15mmHg，左眼

14mmHg。眼位：双眼正位，眼球突出，左眼各方向运动眼球转动明显受限，左眼睑肿胀，眼睑下垂，眼球触痛明显，玻璃体腔内可见脱离的视网膜（图 29-1）。入院诊断：左眼全眼球炎原因待查，左眼视网膜脱离。

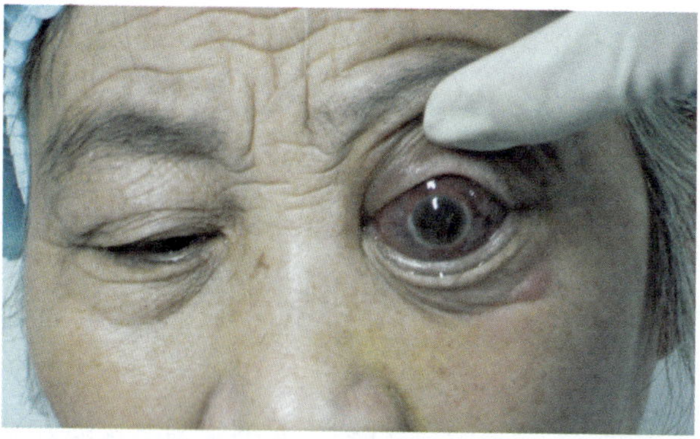

图 29-1 眼球突出

诊治经过：血常规：WBC 15.96 × 10^9/L，PLT 529 × 10^9/L，ESR 80mm/1h，CRP 32.4mg/L。2008 年 10 月 28 日行左眼玻璃体腔穿刺 + 活检 + 万古霉素和曲安奈德注药术，术后标本结果回报：涂片数个革兰阳性菌、四联成对，真菌涂片（-），抗酸杆菌涂片（-），细菌培养（-），术后复查血常规：WBC 15 × 10^9/L，考虑非感染性巩膜炎致全眼炎可能性大，感染不除外，加用甲基泼尼松龙 500mg 静脉滴注 qd × 3d，万古霉素 1.0g 静脉滴注 bid × 4d，期间疼痛缓解，之后仍出现头痛及眼眶痛。

11 月 6 日行鼻窦内镜探查 + 左眼眼球摘除 + 眶内软组织探查术，结果回报：前房水涂片革兰阳性球菌较多成对，眼球病理示球内组织广泛破坏，纤维组织增生及炎细胞浸润，有小脓肿形成及多核巨细胞反应，病变符合全眼球炎。术后给予海正美特 1g 静脉滴注 bid ×6d，血常规 WBC 18.54 ×10^9/L，NEUT 85.2%，PLT 414 ×10^9/L，ESR 117mm/1h，CRP 52.5mg/L。

鼻咽部 MRI 示左海绵窦增厚，鼻咽左侧壁可见软组织肿块，鼻咽癌不除外，上颌窦、筛窦炎（图 29-2）。鼻咽部镜检左侧咽隐窝变浅，未见明显新生物及出血。咽隐窝组织活检示：被覆假复层柱状上皮之黏膜组织显慢性炎，伴淋巴组织增生。给予静脉输注阿米卡星 0.4g qd，克林霉素 0.6g q8h 治疗。患者左侧头痛逐渐加重，夜间较重，对镇痛药反应较以前差。ESR 97mm/1h，CRP 40mg/L。

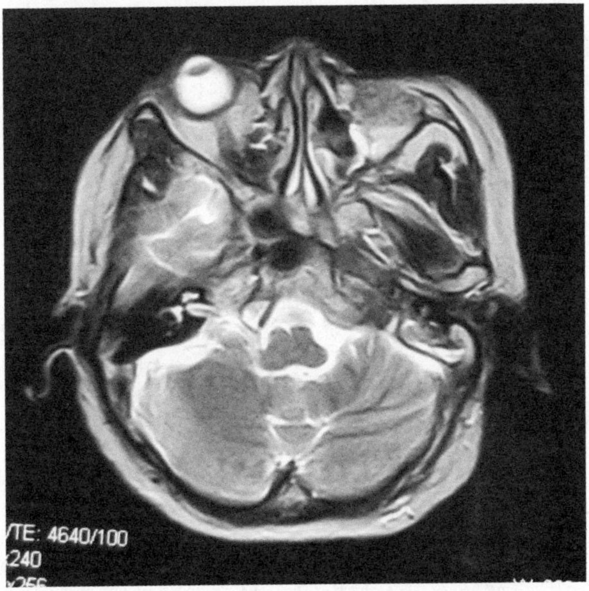

图 29-2　鼻咽部 MRI

11 月 19 日经多科会诊后诊断为韦格纳肉芽肿局限型，给予甲基泼尼松龙 80mg 静脉滴注 ×5d，以后改为口服泼尼松龙 60mg，

11月21日加用环磷酰胺0.4g每周1次静注，头痛缓解。2008年12月17日，ESR、CRP均正常。头颅CTA：颞动脉未见异常，颞动脉活检未见炎细胞浸润。12月22日复查鼻咽部MRI：左鼻咽侧壁及翼外肌处等T_1、等T_2信号，范围较前有所缩小，仍显示为软组织增厚影。激素规律减量，CTX 0.8g每2周1次。

分析与讨论

本例特点如下：①中老年女性，亚急性起病，病程6月余。②主要临床表现为左眼红、痛伴视力下降，左侧头颈部疼痛。③实验室检查示：白细胞、中性粒细胞升高，红细胞沉降率、CRP升高，ANCA阴性。④影像学检查示：左侧泪腺及巩膜区软组织密度影，鼻咽左侧壁软组织肿块。⑤眼球摘除活检示左眼全眼球炎，鼻咽部肿物活检及颞动脉活检未见明显异常。⑥抗生素治疗无改善，激素、免疫抑制剂治疗有效。

患者左眼病理提示眼球炎症存在感染因素，但抗感染效果不佳，单纯感染并不能解释病情全貌，应与肿瘤和免疫性疾病导致的眼球炎症相鉴别（图29-3）。患者为中老年女性，有鼻咽部肿物，应警惕恶性肿瘤，但该患者多次活检肿瘤证据不足。风湿免疫病中，以巨细胞动脉炎（GCA）、WG引起眼炎的发生率高。GCA是老年人常见的主要累及头颈部动脉的肉芽肿性全层动脉炎，眼部缺血可引起失明，有赖于颞动脉CT以及颞动脉活检检查，该患者检查结果不支持GCA诊断。WG是以毛细血管、微小动静脉受累为主的全身性坏死性肉芽肿性血管炎。临床典型的WG三联征表现包括上呼吸道、下呼吸道及肾脏病变，其中，无肾脏受累者称为局限型WG。局限型WG一般定义是指

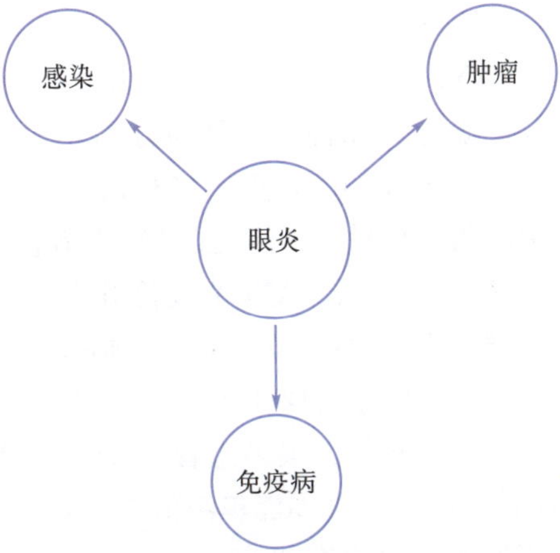

图 29-3 眼炎的诊断与鉴别诊断

无肾脏受累者，通常累及头颈部区域，可仅有单个器官受累，如眼、鼻窦、肺等。眼受累在 WG 患者中较常见，高达 50%～60%，且 15% 患者以此为首发表现。眼受累可以由原发眼部病变如局部血管炎、肉芽肿性炎症、血管栓塞、出血、慢性炎症或缺血造成，也可继发于邻近鼻咽部或鼻窦的炎症。眼的任何区域均可累及，造成眼球突出、视神经及眼肌损伤、结膜炎、角膜溃疡、巩膜外层炎、虹膜炎和视网膜血管炎等，20%～50% 患者可出现视力障碍。肉芽肿直接浸润眶后还可致眶后假瘤，引起眼球突出、眼痛、复视和失明等，预后较差。

此患者从出现眼部症状到确诊、正确治疗间隔了 8 个月，并且摘除了眼球。若能及早认识局限型 WG、及早治疗，该患者可避免摘除眼球，可见正确认识并且及时诊断局限型 WG 的重要性。由于局限型 WG 主要累及头颈部，患者常首诊于眼科、耳鼻喉科，因此需要与其他有类似表现的疾病相鉴别，包括细菌或真菌的感染、淋巴瘤、结节病和眼眶的炎性假瘤等。

抗 PR3 的 c-ANCA 与 WG 密切相关，可见于 75%~90% 患者；抗 MPO 的 p-ANCA 见于 5%~20% 患者。c-ANCA 对于诊断全身活动性 WG 的敏感性和特异性分别为 91% 和 99%。在活动性局限型 WG 中，仅 32%~67% 患者 ANCA 阳性。尽管 ANCA 效价在个别患者中与病情相平行，但是，ANCA 效价升高并不一定代表疾病复发。有研究表明，ANCA 效价升高 4 倍的 WG 患者中，多于 40% 并未出现疾病复发；而在病情复发的患者中，部分于抗体效价升高一年后才出现临床表现。1/3 患者 ANCA 效价与病情活动并不一致。此外，很多患者在临床病情完全缓解后，ANCA 仍持续阳性。因此，并不能单纯依据 ANCA 效价开始治疗或由此调整治疗方案。但也有研究表明，WG 患者抗 PR3 的 c-ANCA 阳性时复发风险是增加的。ANCA 对于协助诊断有重要意义，但是 WG 诊断主要依据仍为典型临床特征以及病理表现。

眼眶和鼻窦的 CT 或 MRI 检查对 WG 具有重要的鉴别诊断意义。CT 表现包括骨质破坏或增厚以及黏膜增厚等。MRI 较 CT 可以更好地显示鼻窦、鼻腔和眶内的黏膜炎症和溃疡，在 T_1、T_2 相主要表现为鼻腔、鼻窦或眶内低信号的软组织影。淋巴瘤和转移瘤在 T_2 相上常表现为等信号或高信号；炎性假瘤在 T_1 相常为低信号，在 T_2 相为等信号或轻度高信号；结节病与 WG 类似，也可侵犯鼻窦并可导致眶壁骨质破坏，在 T_1 相于增强后可均匀强化，在 T_2 相亦呈低密度，因此需要结合胸部影像学、血清 ACE 等鉴别；此外，真菌感染累及眼眶或鼻窦也可与 WG 表现类似，在 T_2 呈低信号，此时，需要行活检明确诊断。

多数情况下，病理对于确诊 WG 具有重要作用。由于组织病理改变可能是散在的，单次活检并不一定能够明确诊断。耳、鼻、咽喉处活检仅 20% 患者阳性，其余则提示非特异急慢性炎症。经支气管镜活检通常获取组织较少，阳性率仅约 7%。胸腔镜或开胸取肺组织活检阳性率则可高达 91%。典型的病理三联征包括肉芽肿性炎症、组织坏死和血管炎，但活检标本可见典型表现者小于50%，因此，活检未见上述表现并不能除外WG。间质胶原纤维颗粒变性、线形或星形坏死，以及上皮样肉芽肿内多种炎性细胞，如浆细胞、淋巴细胞、中性粒细胞和嗜酸细胞等浸润对于WG也有一定提示意义。此外，肾脏病理常表现为局灶节段坏死性肾小球肾炎伴新月体形成，无或少见免疫球蛋白沉积，通常无肉芽肿性炎症改变。

对于患者的预后，局限型WG并不一定进展为全身受累。Fechner等回顾性分析了15例眼受累的局限型WG患者，其中12例仅眼受累，另3例伴鼻窦受累。所有患者在药物治疗后还进行了手术：1例重症患者行眼球摘除，8例行眶切开术，2例行鼻外筛窦切除术，3例行鼻窦内镜探查。12例患者平均随访5年时，仅有眼受累的患者中均未出现其余脏器受累，仅1例患者病情多次复发并累及对侧眼。此外，也有随访局限型WG患者40年仍无肾脏受累的个案病例报道。

总之，深入认识局限型WG的临床表现和诊断方法，可减少误诊率，缩短诊断时间，给患者健康带来更大收益。

（张　婷　苏金梅）

专家点评

吴庆军医师：局限型韦格纳肉芽肿往往在眼科、耳鼻喉科首诊，随着我们对风湿免疫病的广泛和深入地了解，现在早期诊断率越来越高，但是前几年，误诊和延迟诊断的病例并不少见，本例患者就是个很好的例子。本例患者最终还是摘除了眼球，如果能早期诊断、早期治疗可能避免手术。

病例30 多关节肿痛—发热—水肿—活动后气短

病例摘要

患者女性，29岁，因“多关节肿痛近2年，间断发热1年半，水肿1年”于2009年6月25日入北京协和医院住院治疗。患者于2007年8月无明显诱因出现多关节肿痛，先后累及双侧远端指间关节、腕关节、肘关节、肩关节、膝关节、踝关节，无晨僵。2007年12月开始出现反复高热，体温高峰39℃。就诊于当地医院，查抗核抗体>1∶1000阳性，抗双链DNA抗体、抗心磷脂抗体均阳性，诊断为系统性红斑狼疮（systemic lupus erythematosus，SLE）。2008年2月起予泼尼松50mg每日一次口服治疗，关节肿痛及发热症状缓解。此后激素逐渐减量，减至25mg每日一次时（2008年7月）患者出现双下肢水肿、腹围增大、伴尿中泡沫增多。当地医院查24小时尿蛋白5.4g，肝肾功能基本正常；心脏超声示“中度二尖瓣狭窄，轻度二尖瓣关闭不全，轻度主动脉瓣关闭不全，轻度三尖瓣关闭不全，少量心包积液”；给予加用地高辛、卡托普利、氢氯噻嗪、螺内酯对症治疗后水肿稍好转，但停用上述药物病情即反复。2009年1月曾给予田可、来氟米特口服，但因患者无法耐受，出现恶心、呕吐症状而停用。2009年2月给予加用环磷酰胺0.4g每周一次，同时激素逐渐减量至7.5mg每日一次，患者双下肢水肿无缓解。2009年5月以来，水肿进一步加重，伴有活动后气短、夜间不能平卧、夜间阵发性呼吸困难，当地医院复查24小时尿蛋白为4.41g，将激素加量至20mg每日一次，并改环磷酰胺为硫唑嘌呤50mg每日两次口服。2009年6月复查24小时尿蛋白降为2.15g，但活动后气短进行性加重。患者病程中有脱发，自发病以来精神、食欲差，体重增加8kg。既往体健，家族中无类似疾病史。入院体格检查：T 36.8℃，HR 96次/分，RR 19次/分，BP 120/80mmHg，SpO_2 97%（自然状态下），库欣貌，双肺呼吸音清。心界向两侧扩大，心律齐，心尖部可闻及心包叩击音、2/6级收缩期吹风样杂音及舒张期隆隆样杂音，胸骨右缘第2肋间及胸骨左缘第3、4肋间可闻及舒张期隆隆样杂音。腹膨软，无压痛，移动性浊音（+）。双下肢重度可凹性水肿。入院后完善相关检查：血常规：WBC 8.42×10^9/L，NEUT 73.5%，Hb 129g/L，PLT 183×10^9/L；尿常规+沉渣：蛋白≥3.0g/L，红细胞25个/μl；24小时尿蛋白3.64g；肝肾功能：ALT 36U/L，ALB 30g/L，Scr 94μmol/L，BUN 15.45mmol/L，K 4.0mmol/L；ESR 20mm/1h，CRP 9.8mg/L，IgG 7.41g/L，IgA 1.32g/L，IgM 1.16g/L，C3 0.57g/L，C4 0.156g/L，CH50 37.8U/ml；ANA（+）均质型1∶640、散点型1∶640、胞质型1∶320，抗dsDNA抗体阴性；右侧肘静脉压30cmH_2O。胸腹部CT：双侧胸腔积液，心包积液，腹腔积液。心脏超声（经食管）：二尖瓣后叶、三尖瓣隔叶先天性发育不良，二尖瓣前叶左房面可见3mm×2mm大小中等回声较固定团块状赘生物，二尖瓣、三尖瓣重度关闭不全，轻度主动脉瓣关闭不全，少-中量心包积液。入院后给予足量激素联合环磷酰胺加强控制原发病，同时积极抗心衰治疗，但患者症状无明显改善。2009年8月26日在全麻低温体外循环下行二尖瓣置换术（机械瓣）、三尖瓣成形术。术中见左心房内无附壁血栓，二尖瓣前、后叶增厚，瓣膜附着散在颗粒状赘生物，三尖瓣叶增厚。病理学诊断：瓣膜（二尖瓣膜）

组织显慢性炎，伴纤维组织增生、玻璃样变性、黏液变性及纤维素样坏死（图30-1）；支持瓣膜病变为SLE累及心内膜所致。术后给予利尿、抗凝、泼尼松17.5mg每日一次、静脉用环磷酰胺0.8～1.0g每3周1次治疗。患者活动耐量增加、可平卧、双下肢水肿消退、腹腔引流液量明显减少、食欲减退及恶心缓解，患者病情好转出院。

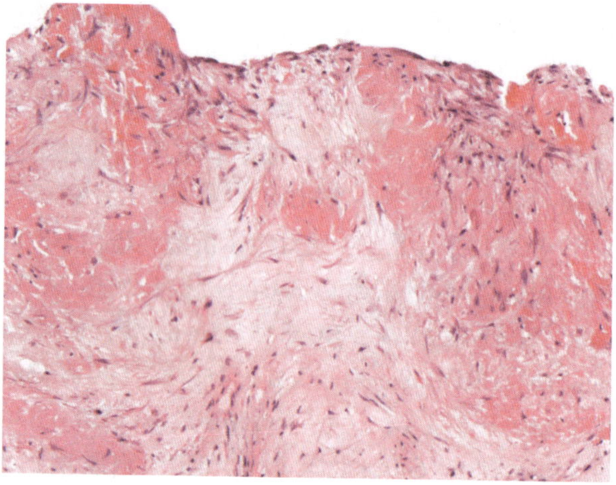

图30-1 二尖瓣瓣膜组织病理（HE，150×）

分析与讨论

首先介绍一下诊治思路：入院对患者进行综合评价后考虑到患者蛋白尿较前增多，且心脏瓣膜病变重、心衰表现明显，而瓣膜病变考虑继发于SLE可能性大，故给予足量激素联合环磷酰胺积极控制原发病治疗，但症状改善不明显。经免疫内科专业组查房及心脏外科会诊后考虑：患者临床症状与心脏瓣膜病变更为相关，考虑为继发于 SLE 可能性大，内科治疗效果不佳，需尽早手术；结合当时整体评价 SLE 活动度不高（SLE 病情活动指数评分 8 分），予将激素逐渐减量，并减轻水钠潴留状态，为手术创造条件。故于术前准备充分后果断采取二尖瓣置换术（机械瓣）、三尖瓣成形术治疗，极大改善患者症状。

SLE 是一多因素参与的自身免疫性疾病，以多脏器多系统受累为特点。心脏亦是常见的受累器官，国内文献报道，SLE 心脏损害的发生率为 53.3%。一般认为，超过 50% 患者累及心脏时属无症状型，呈亚临床进展，早期难以发现异常。心脏损害表现主要包括心包、传导系统、心肌、瓣膜及冠状动脉受累等。其中瓣膜受累以二尖瓣和主动脉瓣最为常见，形式主要有瓣膜增厚、瓣膜反流、瓣膜狭窄和 Libman-Sacks 赘生物。目前认为瓣膜受累机制是免疫复合物的沉积和补体激活引起的急性、慢性和复发性瓣膜炎症，造成不同程度的纤维化、瘢痕和钙化、瓣膜变形、粘连和腱索蜷缩，进而引起瓣膜反流或狭窄，其中又以瓣膜反流为主。也有文献报道以瓣膜增厚发生率最高，其次为瓣膜反流和赘生物形成。该患者经食管心脏超声提示二尖瓣前叶赘生物，二尖瓣、三尖瓣重度关闭不全，轻度主动脉瓣关闭不全，少 - 中量心包积液，符合 SLE 的心脏受累表现，并且经过病理证实。但是该患者受累瓣膜多、病变程度重且广泛，内科积极治疗不能有效控制病情，这在临床工作中属少见。

抗心磷脂抗体在 SLE 心脏瓣膜病变的发病机制中可能具有重要作用。多篇文献报道 ACL 抗体阳性是 SLE 心脏瓣膜病发生的危险因素。Farzaneh-Far A 等人进一步观察 204 例 SLE 患者的结果显示抗磷脂抗体和二尖瓣病变有关，而主动脉瓣病变与抗磷脂抗体无关，抗磷脂抗体可能通过瓣膜内皮细胞的活化导致发病。Perez-Viiia 等人发现高效价 ACL 抗体与 SLE 心脏瓣膜重度反流相关。但是亦有学者持不同看法，他们认为在 SLE 心脏瓣膜病变中出现 ACL 抗体是继发的，可能先有其他病理过程造成心脏瓣膜损伤，而 ACL 抗体的出现使瓣膜原有病变加重。该患者多次查 ACL 抗体阳性，提示其心脏瓣膜病变高发可能，在病程早期即应重视心脏方面的检查和随诊，以期改善其预后。

治疗方面，因瓣膜损害而使血流动力学改变或严重影响心功能，经过内科治疗而心功能无明显改善时可考虑采用手术。手术方式主要为瓣膜置换和成形术。生物瓣膜置换术后亦可再发瓣膜炎致瓣膜穿孔、瓣周漏而需再次手术；机械瓣膜置换术可能对于 SLE 瓣膜性心脏病患者更为合适，但目前尚缺乏大宗病例对其远期效果进行比较。同时，适当剂量的糖皮质激素在 SLE 手术前、后的应用对预防瓣膜穿孔、瓣周漏等术后并发症可起到重要作用。

综上所述，该患者 SLE 心脏瓣膜病变重，不但累及二尖瓣、三尖瓣、主动脉瓣，还引起严重心衰表现，经积极药物治疗疗效不显著，即果断采取手术措施，极大改善症状，属成功救治一例。临床医师在工作中应提高对 SLE 心脏瓣膜受累的认识，以早期诊断、早期治疗，从而改善患者预后。

（张　磊　费允云）

专家点评

吴庆军医师：本例患者的基础病诊断不难，依据育龄期女性，临床上有多关节炎和肾脏损害（大量蛋白尿），血清学有抗核抗体、抗 dsDNA 和抗心磷脂抗体阳性，系统性红斑狼疮诊断明确。患者因反复、不断加重的全身水肿和浆膜腔积液于当地医院多次住院诊治，针对狼疮肾炎调整皮质激素和免疫抑制剂的应用，效果不佳，最后由祖国西北边陲（新疆）来到首都北京寻求诊治。正如文中所述，经治医师首先判断患者高度水肿的原因主要为心源性因素，而非狼疮肾炎；进一步判定为不断加重的联合心瓣膜病变（二尖瓣重度关闭不全、三尖瓣重度关闭不全）所致的心功能不全，心瓣膜病变考虑为SLE所致，外科手术是唯一可能改善病情的治疗手段；经过风湿免疫科、心脏内科和肾脏内科共同努力术前积极利尿消肿，患者体重由入院时90kg降至术前55kg，心脏外科成功进行了心瓣膜置换和成形术，术中所见和病理证实为SLE的心瓣（内）膜损害。SLE的心脏受累不少见，可累及心外膜（心包）、心肌、心内膜（瓣膜）和冠状动脉（血栓形成或冠状动脉炎），免疫抑制治疗是治疗的基础，严重心瓣膜病变引起的心功能不全应及时进行手术干预。

病例31 rituximab治疗狼疮血小板减少出现血栓栓塞和严重结核感染

病例摘要

患者女性，43岁。2007年底出现牙龈出血、鼻出血，WBC $3.17\times10^9/L$，Hb 94g/L，PLT $3\times10^9/L$，抗核抗体S 1∶3200阳性、抗SSA抗体阳性，骨髓穿刺巨核细胞产板不良。诊断为结缔组织病，给予以泼尼松60mg qd，环孢素200mg qd。泼尼松及环孢素规律减量，复查PLT逐渐下降。2008年10月给予泼尼松15mg qd，环孢素50mg qd，PLT $4\times10^9/L$。2008年11月出现双手抽搐、牙龈痛、多毛、四肢乏力，停用环孢素。2008年12月查C3 0.52g/L（↓），C4 0.02g/L（↓），CH50 13.3U/ml（↓）；ANA S 1∶2560、抗dsDNA（-），抗ENA：（双扩散）抗SSA抗体阳性（1∶1），ACL（-），抗β_2GP_1（-），LA 56.5秒。诊断为SLE，给予甲基泼尼松龙1g iv qd×3天→泼尼松60mg qd，PLT升高不明显，考虑SLE导致难治性血小板减少，于2008年12月29日开始使用小剂量rituximab 100mg qw ×4次治疗，监测$CD19^+$计数，治疗前$211\times10^6/L$，2009年1月20日治疗结束后为$0/mm^3$；同时监测PLT进行性升高，最高$95\times10^9/L$（图31-1）。

2009年4月，距rituximab治疗结束3月余患者出现左下肢肿，超声提示左下肢深静脉血栓，肺动脉CT造影提示双肺多发

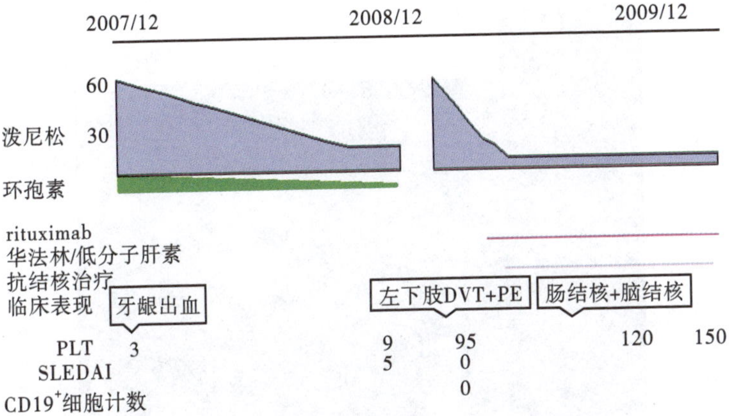

图 31-1 患者病史介绍

肺栓塞（图 31-2），考虑合并抗磷脂综合征，予以华法林抗凝治疗。2009 年 5 月泼尼松规律减量至 25mg qd。

2009 年 6 月患者出现下腹痛，伴发热 38.8℃，X 线片提示膈下游离气体，腹部多发气液平（图 31-3），考虑肠穿孔，行急诊剖腹探查术，术后病理提示病变符合结核病，可见抗酸杆菌（图 31-4）。7 月 2 日开始出现头痛，7 月 4 日起加用特治星 4.5g q8h 抗炎治疗，效果不佳。7 月 13 日行腰穿检查：脑脊液常规、生化未见明显异常，脑脊液抗酸染色、涂片找细菌、细菌培养、涂片找真菌、乳胶凝集试验、墨汁染色阴性；头颅磁共振（MRI）：两侧侧脑室后角旁、额顶叶皮层及皮层下异常信号。考虑合并脑结核（图 31-5）。7 月开始加用异烟肼 + 利福平 + 乙胺丁醇 + 吡嗪酰胺治疗。同时泼尼松减量至 17.5mg qd，加用羟氯喹 0.2g bid，继续华法林抗凝治疗。

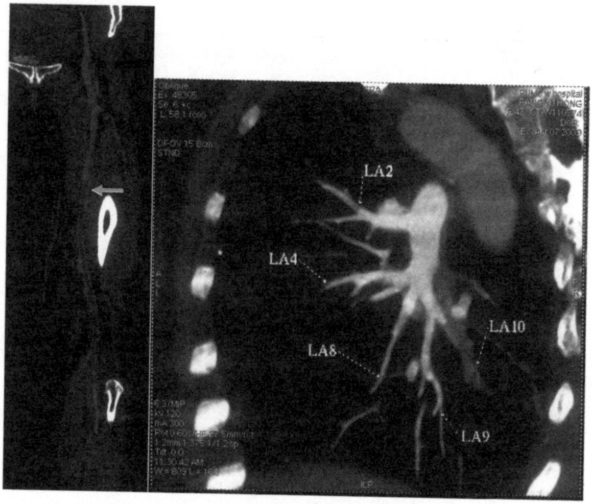

图 31-2　A 2009 年 4 月，CT 造影提示下肢深静脉血栓；B 肺栓塞

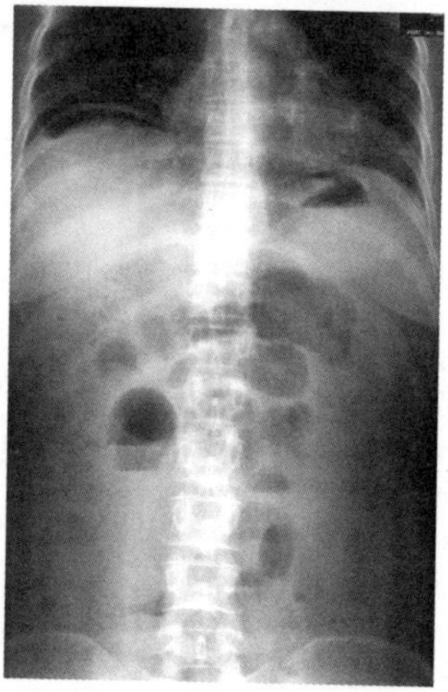

图 31-3　2009 年 6 月，腹部 X 线片提示膈下游离气体

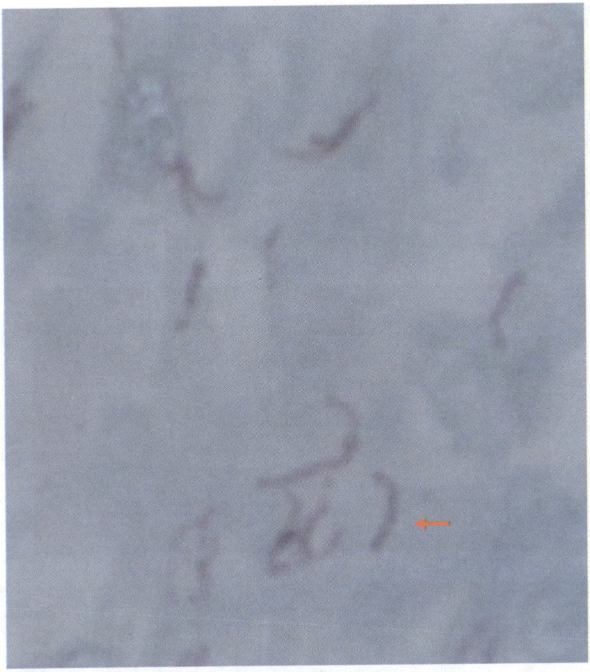

图31-4 病理可见抗酸杆菌

患者随访两年，目前用泼尼松7.5mg qd维持，抗结核治疗18个月。血小板正常，未再出现发热、腹痛、头痛。

分析与讨论

rituximab是人鼠嵌合的抗CD20单克隆抗体，在美国和欧洲已经用非霍奇金淋巴瘤和类风湿关节炎的治疗，也有报道证实

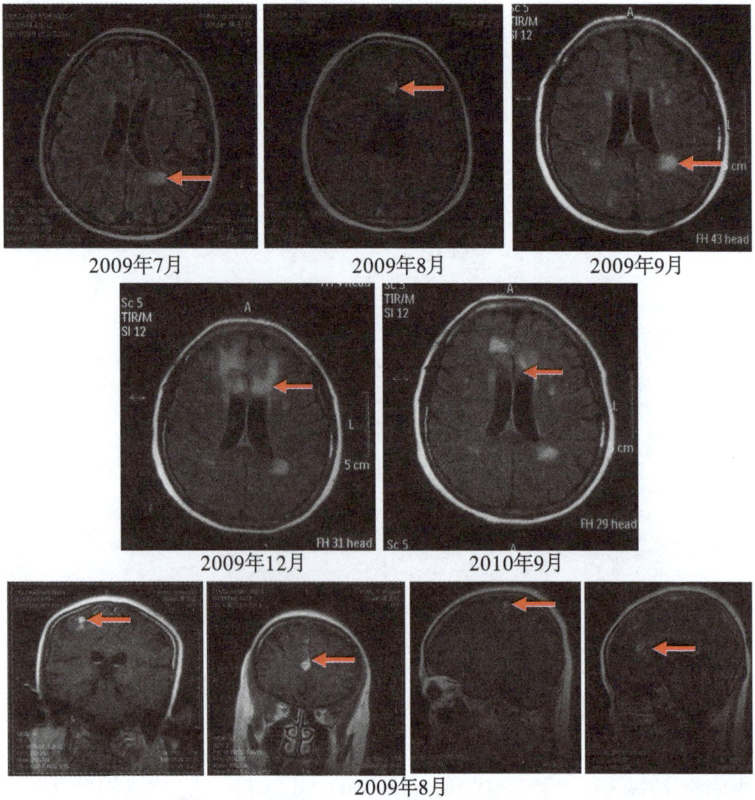

图 31-5　头颅 MRI，可见额叶、基底节区环形强化影

治疗系统性红斑狼疮血小板减少有效。患者应用大剂量激素和激素冲击治疗效果不佳，服用环孢素后，一是效果不佳，二是出现不良反应很难坚持使用，是一例难治性血小板减少，有使用 rituximab 的指征。文献报道应用小剂量的 rituximab 治疗系统性红斑狼疮导致的难治性血小板减少有效，我院也从 2008 ~ 2009 年期间应用小剂量 rituximab（100 毫克/次，每周，共4 周）

治疗了10例狼疮合并血小板减少的病例，5例经治疗后血小板升至正常。此例患者使用rituximab治疗后第4周血小板就可升至95×10^{9}/L，此后监测血小板均在正常范围，证明rituximab治疗有效。

文献报道使用rituximab的安全性高，主要不良反应包括急性期的输液反应和晚期的不良反应，例如感染、肠梗阻、肺间质病变等。此例患者使用rituximab治疗3个月后，PLT正常，SLEDAI评分为0，提示狼疮不活动。与此同时患者出现下肢深静脉血栓和肺栓塞。2009年Suzuki报道两例狼疮患者使用rituximab治疗后出现血栓。第一例患者为24岁女性，诊断为SLE合并抗磷脂综合征，有血小板减少，共使用了3次rituximab（1000mg，14天分两次输注）治疗。第一次治疗后临床表现明显缓解，无不良反应。4个月后狼疮活动，并出现腔隙性脑梗死，第二次使用rituximab治疗，期间出现发热、呼吸困难，输注3周后监测人抗嵌合抗体（human anti-chimeric antibody，HACA）由输注前的37.6ng/ml升至71700ng/ml，使用静脉激素治疗控制了输液反应。7个月后第三次使用rituximab治疗，同样出现了严重的输液反应，输注前和输注后3周的HACA值为295ng/ml和324ng/ml，3周后血清中未检测到rituximab，提示HACA完全拮抗了rituximab。第三次输注rituximab后1周，患者出现高热、头痛、下肢瘫痪，MRI提示横断性脊髓炎，考虑与狼疮、APS形成微血栓有关。第二例患者为39岁女性，有深静脉血栓的病史，使用rituximab（1000mg，14天分两次输注）治疗后7个月出现肺栓塞。

rituximab可以引起各种级别的感染发生率为30%。细菌感染19%、病毒感染10%、真菌感染1%，2005年的一项系统性回顾分析死亡率为2%。主要的危险因素为同时使用抑制T、B细胞功能的药物，例如嘌呤类似物。病毒感染包括诱发乙型肝炎、丙型肝炎活动等。细菌感染发生率高，危险因素包括治疗前低 IgM 血症、使用 rituximab 间隔短、剂量大。老年人易出现真菌感染；低 IgG 和 $CD4^+$ 细胞可增加卡氏肺孢子菌病的风险。目前，罕有合并结核的报道。此例患者在使用 rituximab 治疗 6 个月后出现腹痛、肠穿孔，经病理证实为肠结核穿孔，后又发现出现脑结核，是一例使用 rituximab 后严重的结核感染。

随着 rituximab 治疗免疫系统疾病的应用，我们对 rituximab 不良反应的认识也越来越深入。本例病例提示 rituximab 治疗后可加重狼疮患者的血栓形成，可合并严重的结核感染。

（苏金梅　陈　华　徐　东　周炜洵　张　烜　张奉春）

专家点评

张文医师：生物制剂广泛应用，使自身免疫病患者的治疗效果得到了很大提高，许多常规治疗无效的患者病情得到了有效的控制。然而，随着生物制剂使用经验的积累，也有学者提出生物制剂是一把双刃剑，在带来良好的治疗效果的同时也可能引起许多不良反应，如感染，特别是结核和机会致病菌感染是我们面临的重要问题，应给予重视。此外生物制剂在治疗自身免疫病的同时还可能导致另一种系统性或器官特异性自身免疫病的发生。文献报道，生物制剂可导致抗磷脂综合征（APS）样临床表现，特别是在治疗 APS 时也可能增加血栓的风险。本例患者使用利妥昔单抗治疗后顽固性血小板减少得到了控制，但却发生严重结核感染和血栓事件。医学实践就是这样：如临深渊、如履薄冰。我们在应用新的治疗手段时更应密切监测可能发生的不良反应。

病例 32　皮疹—重度骨质疏松—压缩性骨折—脓疱疹

病例摘要

患者女性，21 岁，因“脱屑样皮疹伴点状出血 5 年，腰痛、髋部疼痛 4 年，加重 1 年”入院。患者 5 年前无明显诱因出现四肢皮肤散在脱屑性皮疹，伴瘙痒，搔抓后皮下出血点，破溃后可见小脓疮，无发热，无关节疼痛，外院考虑“银屑病”，给予雷公藤、阿维 A 等治疗后皮疹有所好转。4 年前患者军训时出现后腰背部及髋部疼痛，不能坐起，无发热、盗汗、咳嗽等，外院 X 线片示 T_7 骨质破坏，考虑为“椎体结核病”，行穿刺活检无阳性发现，行胸椎内固定术，出院后予以抗结核、补钙治疗，疼痛有所缓解，皮疹同前。1 年前起腰痛、双髋疼痛加重，伴皮疹加重，活动受限，无发热等。为进一步诊治收入我院。其他病史：卵巢源性闭经，余（-）。查体：全身散在红色斑疹，伴脱屑，可及搔抓后出血点，指/趾甲可及多发顶针样凹陷，脊柱叩痛（+），$T_8 \sim L_1$ 压痛（+），双侧 4 字征（+），骨盆按压试验（+），枕壁距离 8cm，腰椎活动度约 30°，余查体未见明显异常。入院后完善相关检查：ANA（+）H 1∶640；抗 ENA、ANCA、RF、抗 CCP 均（-）；TB-SPOT（-）；骨密度：骨质疏松；胸椎 CT：“胸椎后突畸形，$T_{6\sim9}$椎体内固定术后改变，T_7 椎体骨质密度不均，T_9 可疑楔形变，T_{12}变扁伴骨质密度增高”；腰椎 CT：“腰椎骨质疏松，L_4 椎体上缘骨质密度增高，L_1 椎体楔形变”；骶髂关节 CT：“双骶髂关节骨质疏松，关节间隙欠清晰，关节面模糊”。考虑“银屑病性关节炎、重度骨质疏松、多发椎体压缩骨折”。为治疗严重骨痛及后凸畸形，遂于骨科行“后路 T_8、T_9 经椎弓根截骨矫形、Legacy（Medtronic，钛合金）内固定、植骨融合术”。术后双髋疼痛好转。考虑患者椎体破坏、压缩性骨折可能为银屑病关节炎（psoriatic arthritis，PsA）导致，遂给予来氟米特、类克治疗，同时给予激素替代治疗维持人工月经周期以及补钙治疗，并给予外用药物治疗皮疹。患者腰背疼痛明显缓解，皮疹有所消退。但第二疗程类克（英夫利西）治疗 2 周后，患者无明显诱因出现全身皮疹明显增多，伴脓疱及脱屑，我院皮肤病理报：“脓性结痂，局部表皮内可见 KogoJ 微脓肿，真皮浅层血管周围少量淋巴细胞浸润”，考虑“脓疱型银屑病，类克治疗反应可能性大”，停用类克，并给予阿维 A、激素、MTX 及仙特明（西替利嗪）治疗后，皮疹逐渐好转，腰背及关节症状无波动。

分析与讨论

PsA 是一种与银屑病相关的炎性关节病，根据临床特点可分为五型：单关节（或寡关节）型、远端指间关节型、残毁性关节型、对称性多关节炎型以及脊柱关节病型。各种类型间可合并存在，亦可相互转化。其中，脊柱关节病型以脊柱和骶髂关节病变为主，脊柱炎表现为骨赘形成等增生性病变，严重时可引起脊柱融合、骶髂关节模糊、关节间隙狭窄甚至融合。以韧带骨赘为表现的脊柱炎，可见于 40% 的 PsA 患者，可发生于无骶髂关节炎者，并可累及脊柱的任何部位，可以引起脊柱融合。

少见椎体及关节破坏，骨质疏松及压缩性骨折极少见。本例患者PsA诊断明确，主要表现为椎体破坏、脊柱畸形及骶髂关节受累，虽然椎体破坏并非PsA常见表现，但术后病理排除结核感染等因素，椎体病变考虑为脊柱关节型可能性大。该患者同时存在严重的椎体骨质疏松及压缩性骨折，这在该类型中少见，考虑卵巢源性闭经、雌激素水平低亦在其中起很大作用。

治疗方面，以非甾体类抗炎药及慢作用抗风湿药（DMARDs）为主。DMARDs中首选MTX，对于中重度患者可考虑给予来氟米特、环孢素等。近年来，随着TNF-α拮抗剂（如益赛普、类克等药物）的面世，人们发现其对银屑病和银屑病关节炎有极好的临床疗效，尤其是在控制银屑病皮疹、肌腱端炎和指（趾）炎方面。但随着TNF-α拮抗剂的应用越来越广泛，人们逐渐发现，其既能治疗银屑病，又可能诱发银屑病。Cohen等报道使用TNF-α拮抗剂治疗400例炎性疾病患者，其中6例患者新出现了银屑病，同应用类克及益赛普有关，且其中半数患者皮疹呈脓疱性或滤泡性外观。而另有报道指出，同TNF-α拮抗剂相关的银屑病可表现为新发皮疹，或原皮疹加重，或疹形发生变化。其机制尚不明确，可能同TNF-α受抑制后IFN-α水平上调，从而间接导致银屑病有关。该患者病情较重，给予来氟米特及类克治疗，关节炎相关症状控制良好，但两个疗程类克后出现银屑病皮疹明显加重，并转为脓疱型银屑病，考虑同应用类克相关可能性大。在停用类克，并给予阿维A、激素、MTX及仙特明治疗后，患者皮疹逐渐消退，亦支持类克同皮疹相关的推测。

（王子熹　费允云）

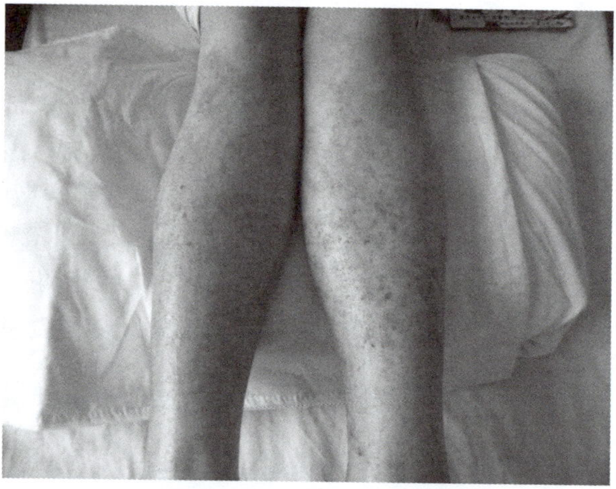

图 32-1　应用类克后银屑病加重
—脓疱型银屑病（治疗前）

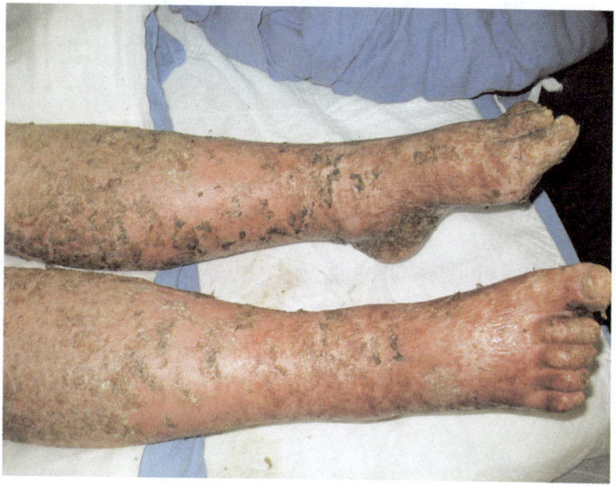

图 32-2　应用类克后银屑病加重（治疗后）

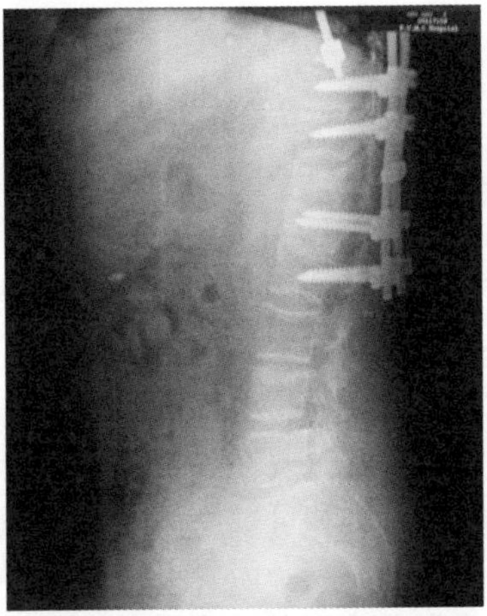

图 32-3　腰椎侧位像

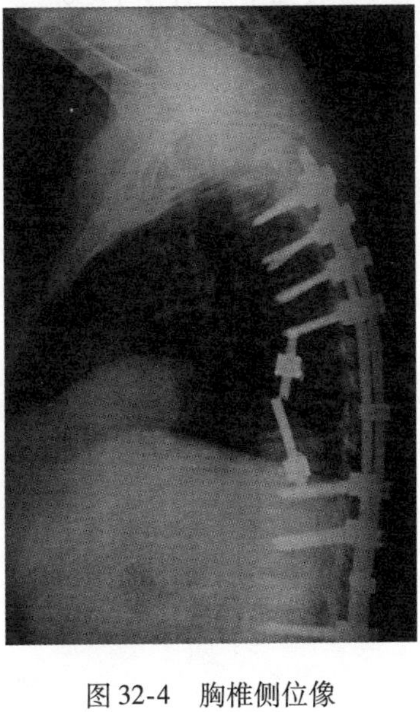

图 32-4　胸椎侧位像

专家点评

尤欣医师：患者为青年女性，慢性病程，以银屑病和脊柱关节病变为主要表现。银屑病指甲改变，增加了患银屑病关节炎的概率。患者有典型的皮肤表现和病理结果，银屑病诊断明确。但是脊柱关节的情况复杂，包括椎体骨质破坏、重度骨质疏松、多发压缩性骨折和可疑骶髂关节炎，如果都用银屑病关节炎脊柱关节炎型来解释，需要更多的证据，也需要排除其他疾病，如结核病和可能引起严重骨质疏松的疾病。因为 PsA 脊柱关节病型多见于男性和年龄大的患者，并趋向于病程的晚期出现，本例女性有腰背痛症状时仅 17 岁，之前无关节炎的表现，3 年后出现的髋部疼痛也不能完全用骶髂关节炎解释，这些都不是常见的 PsA 中轴关节表现。此外，也很难用一元论来解释如此年轻的病人出现的严重骨质疏松，以及以椎体破坏为首发表现的 PsA 脊柱关节病变。

病例33 胸闷—发热—肺部阴影

病例摘要

患者女性，27岁，因“胸闷、气短1年，发热2周”于2010年7月入院。患者于2009年7月无诱因出现间断胸闷、气短，未诊治。2010年6月中旬出现发热，T 39℃，伴畏寒，无寒战；当地查血红蛋白75g/L，胸片提示“心影大”；给予头孢类抗生素治疗1周无改善。6月29日我院门诊查RF 28.9U/ml，ESR 95mm/1h，IgG 20.8g/L，C3 0.59g/L，CRP 15.0mg/L；自身抗体：ANA S 1∶320；ECG：QRS低电压；Echo：中－大量心包积液；盆腔B超：少量盆腔积液。给予对症支持治疗体温正常，为进一步诊治入院。近一年脱发明显；双手遇冷水变白。近半年出现口干眼干。平日少言，否认怕冷、性格改变、盗汗、皮疹、光过敏、关节痛、口腔及外阴溃疡。既往史：2005年因双小腿多发红色皮疹诊为“结节性血管炎”，治疗后好转。2007年曾出现反复发热半年，反复消炎、退热治疗效不佳，后自行好转。家族史无特殊。入院体格检查：T 36.6℃，贫血貌，右侧锁骨上可及直径1.5cm左右质韧淋巴结，活动可，轻度触痛。心肺查体无异常。腹软，肝肋下1cm，剑下2cm，脾肋下未及。血常规：Hb 109g/L。PPD：强阳性（水泡），皮肤破溃部愈合；痰细菌、真菌、抗酸染色均（－）；抗ENA：抗SSA（双扩散法）1∶4阳性；ANA S 1∶320，抗dsDNA阴性；LA、β_2GP_1

（－）；甲状腺功能2：FT_3 0.19pg/ml，FT_4 0.31ng/dl，TSH_3 ＞150μU/ml；甲状腺功能3：A-TPO 414U/ml，A-Tg 744.6U/ml；甲状腺B超：甲状腺未见异常；右锁骨上多发淋巴结，较大者2.3cm×0.6cm，皮髓分界消失；周边可见条状强回声0.3cm×0.08cm，内回声不均，血流信号杂乱。胸部CT（7月5日）：双肺多发片影，心包积液，双侧胸腔积液，双下肺压缩性肺不张，纵隔多发淋巴结（图33-1）；眼科检查符合眼干燥症；口腔科检查：唾液流率正常，腮腺造影末梢导管小球状扩张，排空完全，干燥不除外。入院后患者再次发热，T 38.2℃，伴畏寒、咳嗽、咳白痰。7月8日加用异烟肼、乙胺丁醇、吡嗪酰胺及乙胺丁醇四联抗结核治疗，并加用甲状腺素片替代治疗并逐渐加量。2天后患者体温降至正常，咳嗽、咳痰较前缓解，复查ESR 44mm/1h；胸部CT（7月26日）：与7月5日胸部CT片相比，双肺多发条片影及双侧胸腔积液均较前吸收，心包积液较前部分吸收，右肺中叶及左肺下叶压缩性肺不张较前部分复张（图33-2）。7月30日晚患者再次出现发热，T 39.5℃，偶有恶心、呕吐，给予支持、对症治疗1周后体温正常。监测血常规：WBC 2.52×10^9/L，肝功：ALT 349U/L，TBil 65.9μmol/L。加用保肝，并改利福平为丁胺卡那霉素（阿米卡星）抗结核。肝功能好转，8月16日再次发热，胸部CT提示胸部斑片影、胸腔积液较前吸收，给予乐松（氯索洛芬）60mg q8h治疗，体温无下降，出现双侧腮腺肿大、疼痛。8月19日再次行胸部CT检查示（图33-3）：双下肺可见新发斑片影，新发胸腔积液。加用甲基泼尼松龙40mg qd静脉点滴，患者体温正常，腮腺肿痛减轻。1周后（图33-4）复查胸部CT肺部病变较前明显好转，血白细胞正常，继续应用泼尼松龙50mg qd并加用甲氨蝶呤10mg qw。2011年2月随诊病情稳定。

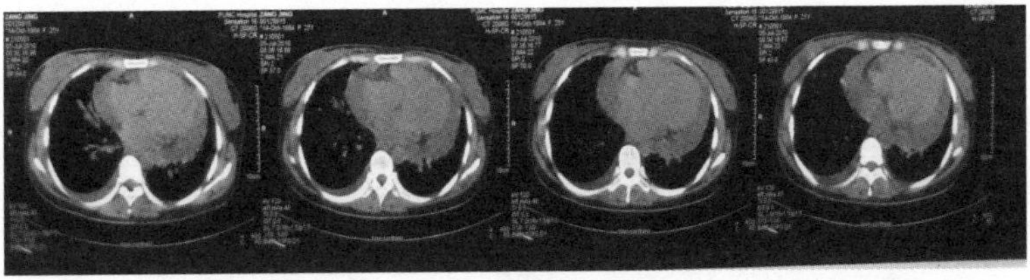

图 33-1　7 月 5 日胸部 CT

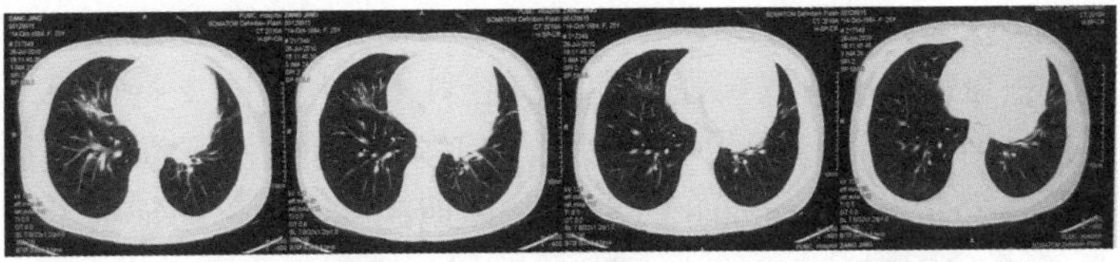

图 33-2　7 月 26 日胸部 CT

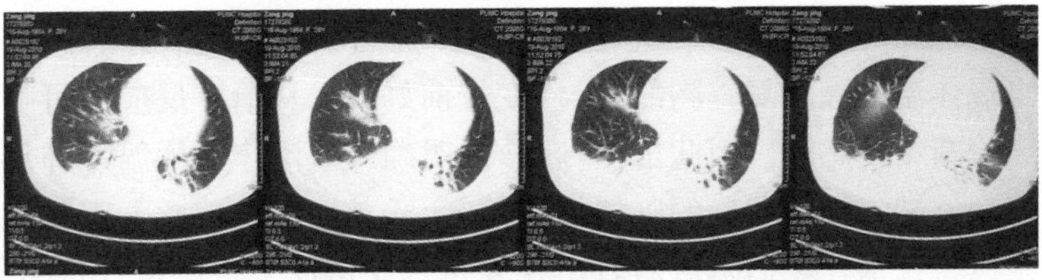

图 33-3　8 月 19 日胸部 CT（甲基泼尼松龙治疗前）

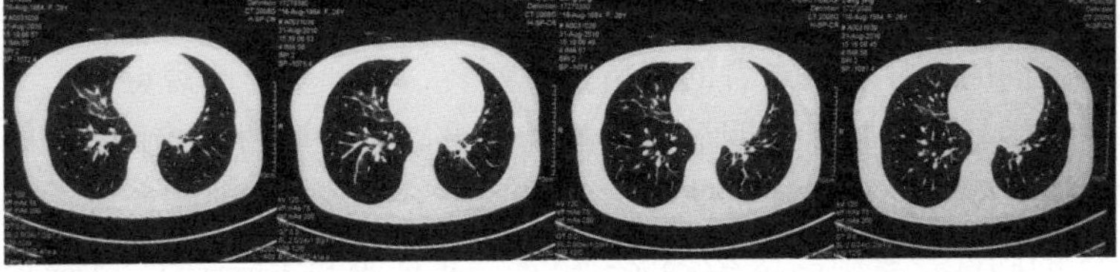

图 33-4　8 月 26 日胸部 CT（甲基泼尼松龙治疗 1 周后）

分析与讨论

患者青年女性，慢性病程，急性加重。临床主要表现为胸闷憋气、持续性高热。影像学提示心包积液、胸腔积液，双肺斑片影，实验室检查提示甲状腺功能减低、抗核抗体阳性及高球蛋白血症，PPD 皮试强阳性，口腔科及眼科检查支持口眼干燥症。因此，该患者甲状腺功能低下以及原发性干燥综合征（primary sjögren syndrome，pSS）诊断明确，结核诊断证据不充分（PPD 强阳性，颈部淋巴结提示感染，但影像学不典型），但不能排除。

在此基础上，我们对甲状腺功能低下给予替代治疗，在结核不能除外的情况下，先给予经验性抗结核治疗。治疗后患者出现体温下降，复查胸部 CT 病变较前好转，从治疗反应看可临床诊断结核感染。因此虽然 SS 诊断明确，但治疗后体温及肺部病变好转，没有明确的脏器损害等 SS 活动性表现，此方面暂未予以特殊治疗。但随后患者出现发热等病情反复，单用 NSAIDS 药物控制不佳，尤其是肺部病变进展，除抗结核治疗外，常规抗细菌效果不佳，同时患者出现双侧腮腺肿大，提示患者发热、肺部病变可能为结缔组织病所致。我们在应用正规激素加免疫抑制剂的治疗后，患者的病情持续好转，也证实了此观点。

文献报道临床有明显症状的肺部受累在 SS 中的比例在 9%~12% 之间，而如果通过体检、影像学检查以及肺功能等检查，则 SS 的肺部受累则高达 42.3%~75%，北京协和医院关于 SS 一项 573 例病人的研究表明肺部受累达 42.3%。而肺部受累表现多种多样，可以表现为气道干燥、阻塞性肺疾病、肺大疱、各种类型的间质性肺炎、淋巴增殖性疾病、肺高压、胸膜炎以及肺淀粉样变。SS 出现肺部大片实变等难以区分为感染还是肺部受累的时候，需积极创造条件进行血培养、痰培养等检查寻找病原学，必要时可行肺泡灌洗术、经皮肺穿等有创检查，在找不到病原学或抗感染无效的情况下，需考虑 SS 的肺部表现。而本例病人肺部表现多样，最初为斑片索条影、胸腔积液，抗感染有效，但在此过程中又出现机化性间质性肺炎的表现，应用激素后明显好转，支持该肺部表现为 SS 的肺部受累。

该患者临床另一个混杂因素为可能合并结核感染。SS 合并结核感染的报道并不多，多数仅为个案报道，但 SS 的患者因免疫功能紊乱易于合并各种感染，而结核感染在中国很是常见。此患者虽然没有结核感染的金标准（病原学），但其 PPD 强阳性，颈部淋巴结的特殊超声表现，抗结核治疗后心包积液好转，使我们不能除外结核感染的存在。在正规激素与免疫抑制剂治疗的同时也仍然规律抗结核治疗。

SS 合并自身免疫性甲状腺疾病比较常见。文献报道 pSS 的患者中大约 1/3 患有自身免疫性甲状腺疾病，其中亚临床甲状腺功能减低最为常见，其次为甲状腺功能减低，少数为甲状腺功能减退。这部分病人患有淋巴细胞增殖性疾病的可能性大大增加，主要为黏膜相关的边缘带淋巴瘤。此患者同样合并甲状腺功能减退，同样可以出现心包积液等表现，容易与干燥综合征、结核感染相混淆。因此在患有 SS 的患者中要常规筛查甲状腺功能以及抗体。

综上所述，对于结缔组织病的患者，同时存在多种疾病时，需仔细分析患者的症状源自何种疾病，才能做到有的放矢，解决患者的问题。对发热的患者，在充分治疗仍效果不佳时需考虑多方面因素，几种疾病可以同时存在，尤其是甲状腺疾病与结缔组织病。

（从　佳　费允云　徐　东）

专家点评

徐东医师：这是一个很有意思并且很复杂的病例，患者同时存在多种疾病，治疗的过程也一波三折，随着时间的推移，真相才逐渐浮出了水面。干燥综合征在结缔组织病中较常见，相对于系统性红斑狼疮重要脏器受累较少，预后相对要好，因此很多患者不需特殊治疗。而干燥综合征合并甲状腺疾病常见，我院报道有 36.6% 的干燥综合征患者存在甲状腺功能减低。干燥综合征的患者合并结核的报道虽然不多，但我国是结核病的高发国家，干燥综合征可以导致患者免疫功能紊乱，从而易发生各种感染。本例患者的发热、心包积液和肺部情况以这三种疾病均可以解释，尤其在结核和干燥综合征之间，如果以甲状腺功能减低和结核解释这些情况，那么干燥综合征就没有对这例患者造成影响，对它的治疗就显得不需要了。这给我们下一步的治疗带来了很大的困难。在这种情况下，一拥而上的治疗可能会有效，但势必会使我们对今后维持治疗的信心产生动摇。因此，分清主次，在认识到各种治疗对患者影响的前提下，有顺序的应用各种治疗，使我们看到了最终的结果，坚定了治疗的决心。从这个病例我们看出，对于结缔组织病的患者，在同时存在多种疾病时，需仔细分析患者的症状源自何种疾病，才能做到有的放矢，真正解决患者的问题。